日本第一專科醫師
教你特效伸展操及正確生活習慣，有效減緩疼痛

擊退風濕病

湯川宗之助◎著
周奕君◎譯

推薦序

類風濕性關節炎是可以被好好治療的！

拜讀過湯川宗之助醫師的大作《擊退風濕病》後，發現這是一本非常適合給類風濕性關節炎病友的讀物。本書深入簡出的介紹類風濕性關節炎的成因、治療方式、生活中需注意事項及如何運動，相信大部分病友得病後，對疾病所產生的疑問，在本書中都可以得到解答，不管是新病友或是老病友在本書中都可得到啟發。

臨床上常遇到病患不知道類風濕性關節炎可以前往風濕過敏免疫科就診而延誤就醫，有遇過因擔心藥物的副作用而延誤就診，也有因相信偏方而延誤就診，最後導致關節破壞變形，但是目前的治療僅可抑制發炎，並無法逆轉已破壞的關節，故早期治療絕對是治療的關鍵！

近十年來，類風濕性關節炎的治療有著巨大的進步，經過妥善治療的病患大部分都可以回歸正常的生活，但偶而還是會遇到已關節變形才來就診的病患，令人十分婉惜。追根究柢，會發生病患延後就醫的現象，主要就是對疾病的不了解。本書提供了關於類風濕性關節炎各方面充足的知識，除了可以減少病患心中的疑惑與焦慮，輔助醫師平時衛教的不足，也可以協助病患在選擇治療的方式與治療院所方面，提供重要的參考，並幫助病患可以達到最佳的治療效果。

在此，推薦本書給所有風濕病的病友或是周遭親友有這樣困擾的朋友，希望所有的病友都可以得到最好的治療，戰勝類風濕性關節炎！

新北市立土城醫院 風濕過敏免疫科
科主任　蔡秉翰

前言

我想在翻開這本書的讀者裡頭，應該形形色色的人都有。

因此，請讓我先詢問各位幾個簡單的問題：

●最近是否有過「打不開寶特瓶蓋」的情形？

●起床時，是否覺得手握拳及開掌有困難？

如果答案是「偶爾打不開」或「偶爾有困難」，那大多屬於較輕微的徵兆；倘若情況一直如此，那就請絕對不要輕忽。

事實上，**像這樣手指變僵硬的情況正是類風濕性關節炎（Rheumatoid arthritis，RA）代表性的早期症狀**。

另一方面，應該也有目前正在接受類風濕性關節炎治療的人。

我想問這些讀者以下的問題：

●關於治療目標，主治醫師告知了什麼樣的意見？

答不出這個問題的人可要小心了。

雖然治療目標的細節可以之後再陸續確認，但倘若醫師和患者缺乏一致的治療目標，很可能就會浪費寶貴的治療時間。

最終就有可能讓**「應該可以治好的風濕」錯過治療的黃金時機，也可能會導致「終生為風濕所苦」**。

因此，不論是符合前面兩道問題的讀者，或是聽到這個問題之後嚇了一跳的讀者，我都希望各位能參考接下來的內容，採取最適當的對策。

而這正是能幫助各位「擊退風濕」最好的機會。

現在才自我介紹真不好意思，我是東京一家風濕內科診所的院長，也是一名內科醫師及風濕專科醫師。

事實上，我成長於父親與兄長也同為風濕專科醫師的家庭，父子三人**專注於風濕相關研究長達五十年以上**。

如今，每天約有一百名風濕患者會首次前往醫院診察、治療。

每個月包含定期往返醫院回診的風濕患者，及約一百名的初診患者，總計達兩千人左右。

因此**一年下來有多達兩萬五千人，五年來則超過十萬名患者**。而這些都只是在一間診所中一名醫師看診的數量。

在日本綜合醫院和大學醫院，一星期僅有兩天會開設風濕門診，而且只有三～十名門診醫師，根本難以負擔人數如此龐大的患者。

因此，我相當自豪於自己是全日本看診最多相關病例的專科醫師，直至今日，依舊為許多患者奉獻專業，持續努力不懈。

出於這樣的經歷，我完全可以肯定地指出。

現在，類風濕性關節炎所隸屬的醫學領域已迎來典範轉移。[1]

所謂典範轉移，指的就是和過去思考模式與價值觀出現一百八十度的「大轉變」。

也就是說，**類風濕性關節炎在相關診斷標準、治療藥物及客觀評估項目等方面，相較於二十年前我擔任實習醫生的時候，出現了驚人的改變**。

詳細內容將於後章向各位進一步解說。如果能在早期階段即進行澈底診斷，並立刻著手治療，不僅可以緩解關節疼痛、腫脹、僵硬等症狀，還能有效抑制類風濕性關節炎的發展，達到「不復發的緩解狀態」。

此外，**也可能在長期不用藥的情況下，維持不復發的緩解狀態，甚至「完全治癒」**。

儘管如此，許多初次前來我醫院就診的患者當中，大多數仍然對類風濕性關節炎存有著是「不治之症」的誤解。

那恐怕是因為連同我在內的風濕專科醫師，都未確實對患者設身處地地給予其「容易了解的病情資訊」的緣故吧。

然而，我們絕不能坐視這樣的誤解繼續下去。正因為**盡早治療是極具成效的**，我對於許多患者「任憑病情發展而毫無作為」的消極態度著實感到扼腕。

我懷著這樣的想法，為了盡可能讓更多人正確理解類風濕性關節炎這個疾病及相關知識，因此出版了這本書。

就我所知，目前市面上類風濕性關節炎相關書籍幾乎都是醫學專業用書或研究專著。其中雖然有些看似較為平易近人，但對大多數患者來說內容還是太難了。

因此**這本書特地搭配好讀好懂的漫畫，用心呈現讓任何人都能理解的專業內容，幫助各位消除對疾病的不安與苦惱**。

與此同時，書中也介紹了在現有的相關書籍中所沒有的最新資訊。

透過在二十一世紀接連問世的治療藥物（抗風濕藥物），**進一步接受根本治療，約**

1 paradigm shift，為美國科學史家湯瑪斯・孔恩（Thomas Kuhn）率先於他極具影響力的經典著作《科學革命結構》（*The Structure of Scientific Revolution*）一書中提出的觀念。孔恩闡釋每一項科學研究的重大突破，幾乎都是先打破傳統與舊典範而後才成功。意指觀念上的突破及價值觀移轉，是一種長期形成的思維軌跡及思考模式。

有半數的患者可以達到不復發的緩解狀態。

比起過去大家可能聽過的運動治療，書中也將首度公開安全且有助於和緩病情的伸展運動。

在二〇二一年有個令人期待的消息，那就是「抗風濕藥物可能可以有效抑制新型冠狀病毒感染症（COVID-19）所引發的重症」，國際間已經開啟相關治療藥物應用的實驗。

這一點在書中也有進一步的說明。

比起癌症這類「重大疾病」，類風濕性關節炎通常被視為「輕度疾病」，但實際上絕對不是如此。

這也類似前面提到常見的誤解。在日本，類風濕性關節炎的患病率（prevalence rate，即相對於人口數罹患疾病的比例，又稱盛行率）為百分之一，在免疫相關疾病中的患病率可謂數一數二的高。保守估計起來，可能也有**多達約一百萬名患者深受這種疾病困擾**。

根據日本二〇一六年的國民生活基礎調查顯示，在自覺症狀項目中「手足關節疼痛」的排名，女性為第三名，男性也有來到第五名。由此調查結果可以推測，在日本國內**潛在的「風濕預備軍」就幾乎要達到七百萬人**。

類風濕性關節炎可說是一種任何人都可能罹患、「出人意料之外的重大疾病」。

別輕忽類風濕性關節炎，或是對疼痛等症狀置之不理。若有任何症狀，請各位不要猶豫，盡快就診。也有研究顯示：「每半年做X光檢查的類風濕性關節炎發作患者當中，兩年內有百分之三十的人會被判斷已發展成關節破壞的程度。」

接下來要說的觀念很重要，請容我再度重申：

類風濕性關節炎是治得好的疾病。罹患之後，患者仍然可以**有效抑制關節疼痛、腫脹、僵硬等症狀，還能預防關節變形，同時過著不須要用藥的生活**。

重要的是早期診斷與早期治療。為了踏出這一步，請各位充分理解，並應用這本書。

湯川風濕內科診所院長　湯川宗之助

PART 2

五成的人使用抗風濕藥物治療

PART 3 一天三分鐘！「舒緩的伸展操」有效擊退風濕

PART 4 不讓疼痛惡化！建立十二個正確的生活習慣

PART 5
治療風濕的主角就是「你自己」

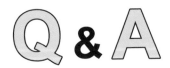

Q&A

一次掌握「風濕」的成因和
症狀等正確基礎知識

Q 風濕到底是什麼？

A 是因為免疫機能異常所引發的疾病。

所謂「風濕」是運動器官（關節、肌肉、肌腱、韌帶）疾病的總稱，正式的疾病名稱是「類風濕性關節炎」。

誘發類風濕性關節炎的原因，至今並沒有明確的答案。

但**主要原因還是「體內防禦異物的機制」=「免疫機能」的異常**。

人體在免疫系統保護下，一旦體內遭到細菌或病毒入侵，這個系統就會開始運作，攻擊並排除這些細菌或病毒，避免引發疾病。

然而，當免疫系統出現錯亂，將體內的細胞或成分誤判為「異物」，就會產生異常的免疫反應，**反過來攻擊、排除體內的細胞或成分**（詳見 PART 1）。

這種免疫異常反應引起的疾病稱為「自體免疫疾病」，類風濕性關節炎即是代表性疾病之一。

搞懂風濕的「基本知識」

Q 風濕是老人病嗎？

A 絕對不是。好發年齡高峰為四十歲世代。

類風濕性關節炎常出現症狀的部位或疼痛感，**常被誤認是退化性關節炎及神經痛等疾病，因此外界會有年長者容易罹患此病的印象**。

但實際上完全不是如此。

一般來說，這種疾病好發於三十～五十歲世代，年齡高峰則為四十世代（參照以下圖表）。

這個世代正處在工作繁多及須養育小孩的時期，以至於發病時，常**因忙碌而拖延就診，這一點務必注意**。

診斷出風濕的年齡

出處：《2015 年日本風濕調查報告書》

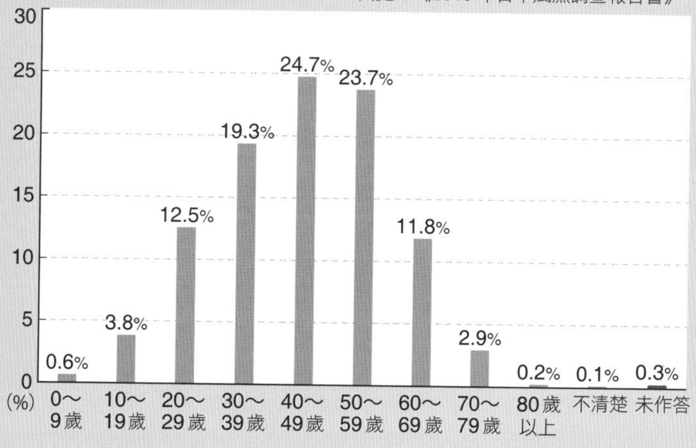

Q 風濕會發生在身體的哪些部位？會出現什麼症狀？

A 關節會感到疼痛、腫脹、僵硬，手指也可能變形。

類風濕性關節炎幾乎都是發生在可動關節，尤其是手腳的小關節，當中最常見於**手指和手腕等「手部關節」**。

其中**從手指的近端指間關節（PIP）及掌指關節（MCP）發病的案例非常多**。

然而，也不是沒有從肩關節、肘關節、髖關節、膝關節、足關節（腳踝）、背骨的第一部分（頸椎）關節、顎關節等部位入侵而發病的案例。

發病後可以察覺的症狀包括：**早上起床後關節出現疼痛、腫脹、僵硬、行動不便等**。

隨著病程進展，也會造成**骨頭破壞或關節變形**等。

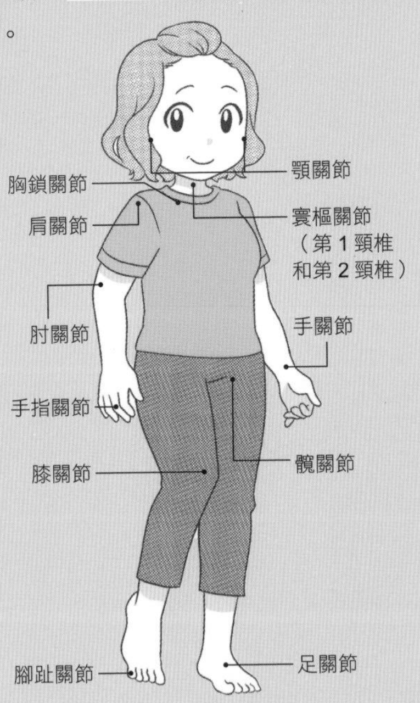

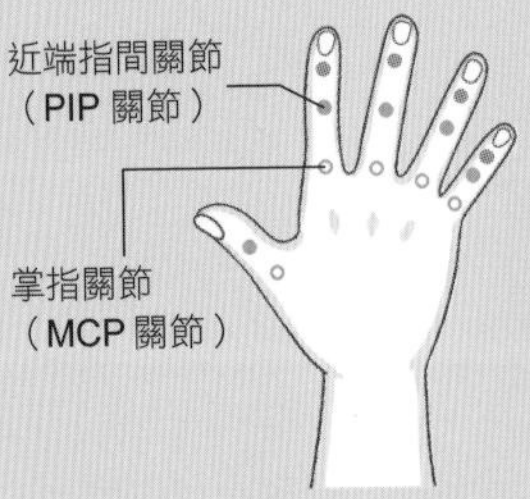

※ 請搭配 33 頁的症狀清單對照參考。

Q 若罹患風濕卻置之不理會怎樣？

A 關節破壞的可能性會大幅提高。

類風濕性關節炎並不是放著不管就會痊癒的疾病。

但很多人會提出同樣的問題：「不去醫院也可以嗎？」答案顯然是：「當然不可以。」**倘若置之不理，隨著病程階段進展，症狀會加劇並出現病變**。

類風濕性關節炎是因為一種包覆整個關節的袋狀組織（關節囊）內側滑膜發炎所引發的疾病。

關於病程進展，過去大多認為「發展緩慢」，要達到關節破壞的程度至少要「發病之後超過十年」。

可是最近這樣的想法改變了（詳見下一個 Q&A）。

若得了風濕卻置之不理，**發炎引起的腫脹和疼痛會愈來愈難治癒，接著，關節和骨頭也會遭到破壞，導致變形**。

此外，即便關節的腫脹和疼痛並不嚴重，關節內部依舊是處在發炎的狀態，關節破壞會持續進展，須要格外注意。

Q 治療過程中最重要的是什麼？

A 透過早期診斷及治療，預防發病初期容易出現的急速惡化。

無論如何，早期診斷和早期治療還是最重要的。

請參考以下圖表，雖然過去都認為類風濕性關節炎造成的關節破壞會花上超過十年的時間，但實際的破壞速度更快。

根據發表的研究數據指出，**「類風濕性關節炎發病、每半年接受 X 光檢查的患者當中，兩年內就有百分之三十的人診斷出關節破壞的現象。」**

除此之外，**在發病之後短短六個月內關節就遭受破壞的比例急遽上升**。

因此，如何透過早期診斷與治療以避免病情急遽惡化，是克服類風濕性關節炎的關鍵。亦即在遠離「外觀變形」的危機，同時達到不吃藥即可痊癒的成果上，扮演相當重要的角色。

關節破壞的發展速度

出處：HOWARD FUCHS, JEREMY J. et al. J Rheumatol 1989; 16: 585-91

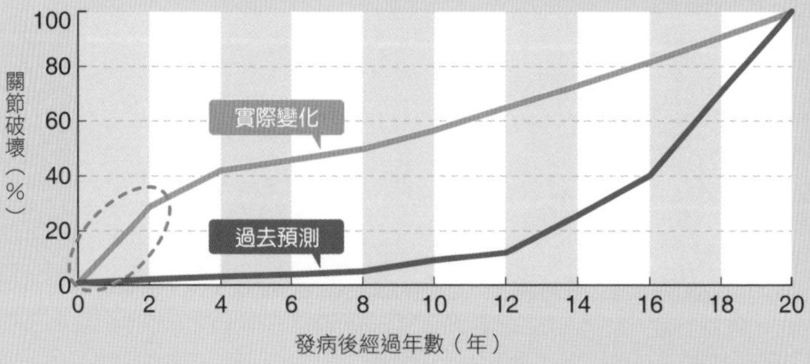

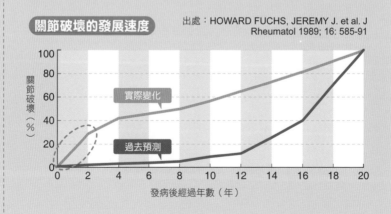

Q 治療風濕不會痛嗎？

A 和抽血檢查差不多，不會痛。

以下是類風濕性關節炎的三種基礎治療法：

- **透過藥物控制發炎症狀與緩和疼痛、防止關節遭受破壞的「藥物療法」。**
- **適度活動關節、維持機能的「運動療法」**（rehabilitation，恢復性訓練）。
- **讓失去功能的關節透過手術回復機能的「手術療法」。**

在這些療法當中，一般療程主要是使用抗風濕藥物的藥物療法。

但是在進行藥物療法之前，不可或缺的是要判定「到底是不是類風濕性關節炎？」的血液檢查。抽血診斷可能會有些疼痛，但還在大多數人可承受的程度。

實際上進入藥物治療階段後，通常會經由「口服」「點滴」「皮下注射」的任一形式給藥。這時可能會有點痛，但也只是打點滴或皮下注射給藥時針頭刺入皮膚的疼痛感。

不過，比起抽血時的針頭，打點滴或皮下注射使用的是較細的針頭。因此大致來說，藥物治療「最痛的階段」就是一開始抽血的時候。

所以對於罹患類風濕性關節炎並引發關節疼痛的患者來說，**比起「來自療程的疼痛」，「疾病導致的疼痛」才更加苦不堪言**。

在診療階段，醫師有時會進行觸診，但只是簡單的基礎觸診而非大力按壓，因此無須擔心。

PART 1

「反正風濕治不好」，所以乾脆放棄？

優先採用「對症療法」治療類風濕性關節炎的做法已經過時了，現在大多透過「根本治療」達到完全治癒的目標。

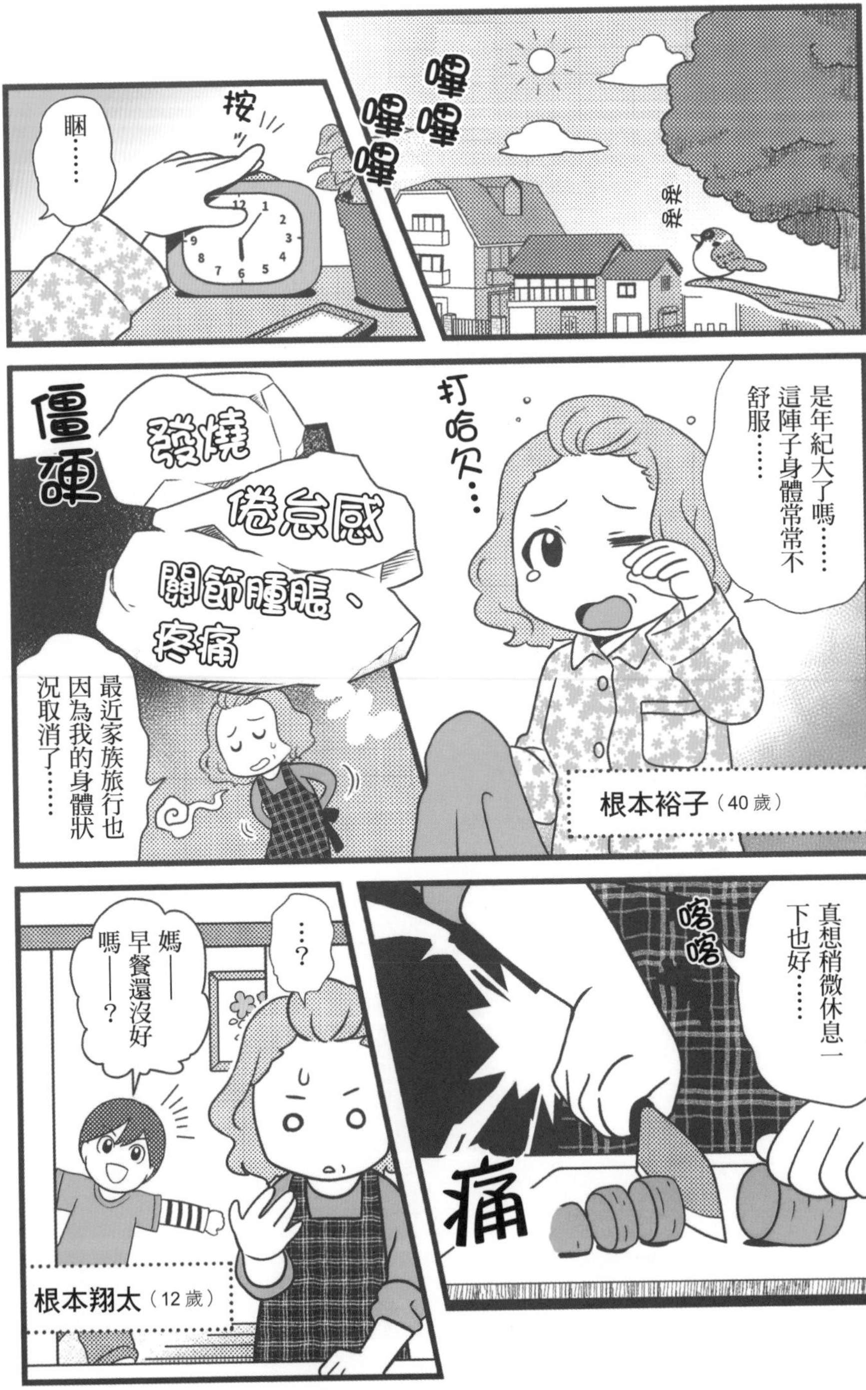
嗶嗶嗶嗶
啾啾
按
睏……
是年紀大了嗎……這陣子身體常常不舒服……
打哈欠……
僵硬
發燒
倦怠感
關節腫脹、疼痛
最近家族旅行也因為我的身體狀況取消了……
根本裕子（40歲）
真想稍微休息一下也好……
喀喀
痛
…？
媽——早餐還沒好嗎——？
根本翔太（12歲）

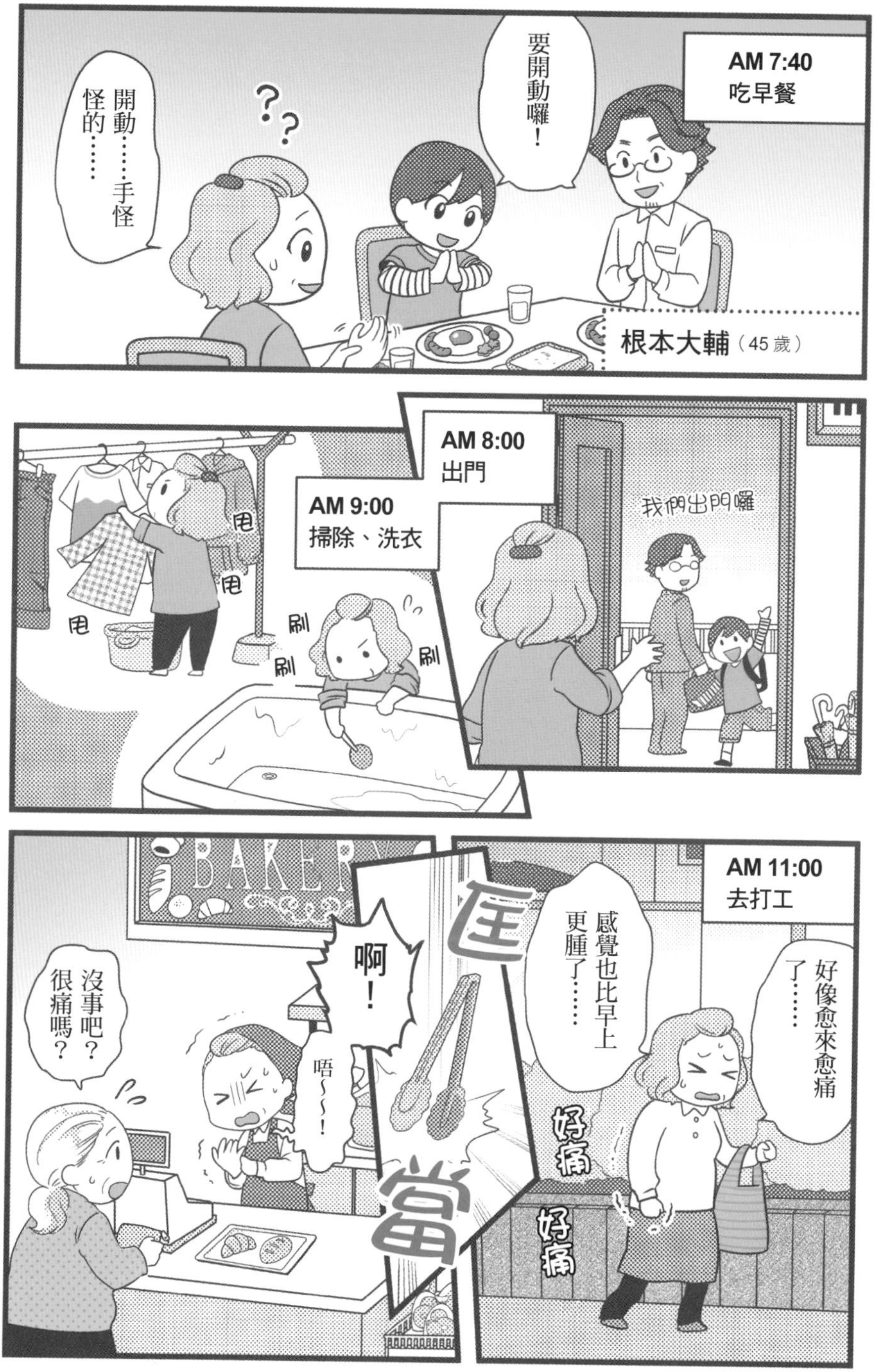
AM 7:40
吃早餐
要開動囉！
根本大輔（45歲）
??
開動……手怪怪的……
AM 8:00
出門
我們出門囉
AM 9:00
掃除、洗衣
甩
甩
甩
刷
刷
刷
AM 11:00
去打工
好像愈來愈痛了……
感覺也比早上更腫了……
好痛
好痛
匡
當
啊！
唔～～！
沒事吧？很痛嗎？

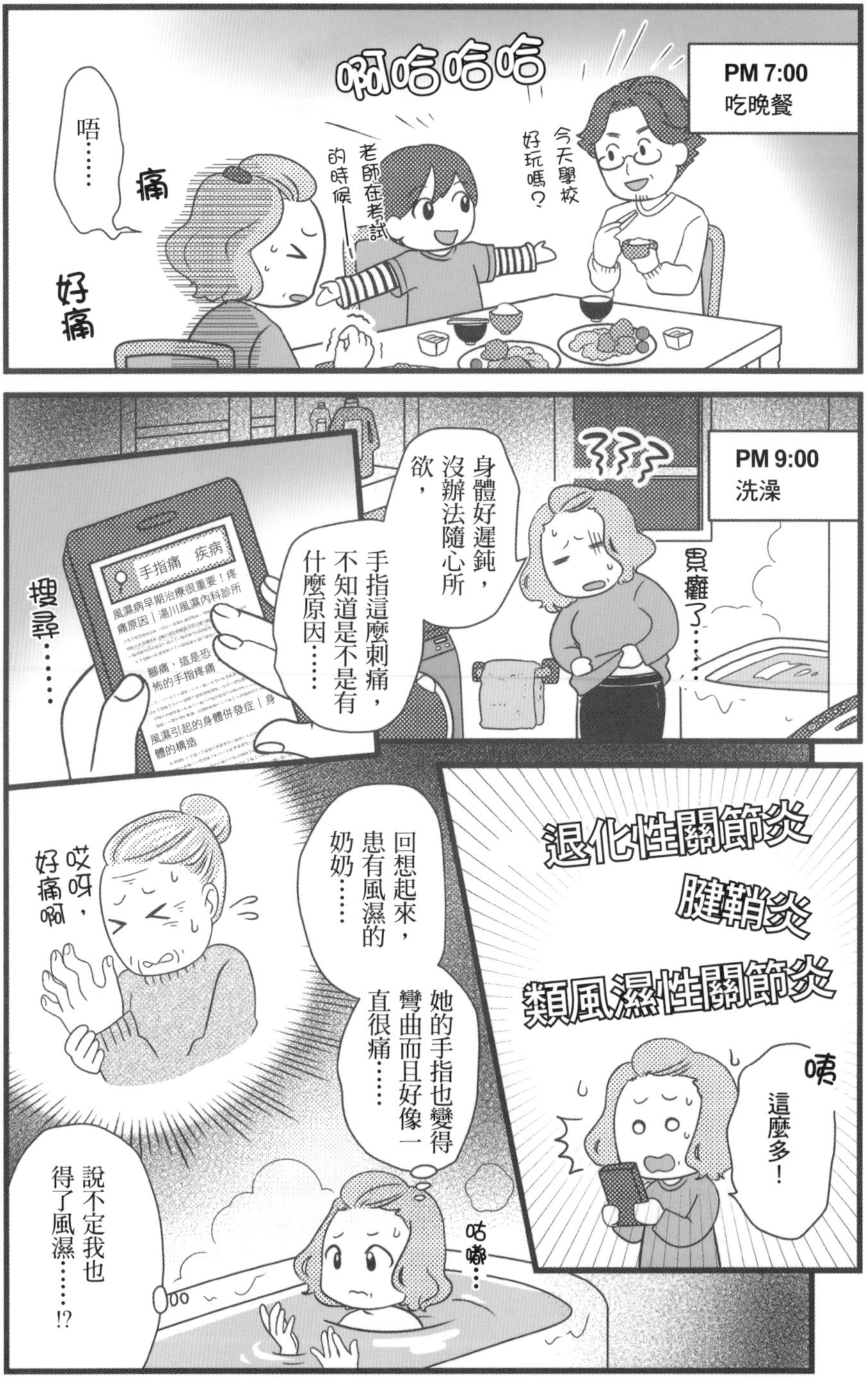
PM 7:00
吃晚餐
今天學校好玩嗎？
啊哈哈哈
老師在考試的時候——
唔……
痛
好痛
PM 9:00
洗澡
累癱了……
身體好遲鈍，沒辦法隨心所欲，
手指這麼刺痛，不知道是不是有什麼原因……
搜尋……
手指痛　疾病
風濕病早期治療很重要！疼痛原因｜湯川風濕內科診所
腳痛，這是恐怖的手指疼痛
風濕引起的身體併發症｜身體的構造
退化性關節炎
腱鞘炎
類風濕性關節炎
咦
這麼多！
回想起來，患有風濕的奶奶……
哎呀，好痛啊
她的手指也變得彎曲而且好像一直很痛……
咕嘟……
說不定我也得了風濕……!?

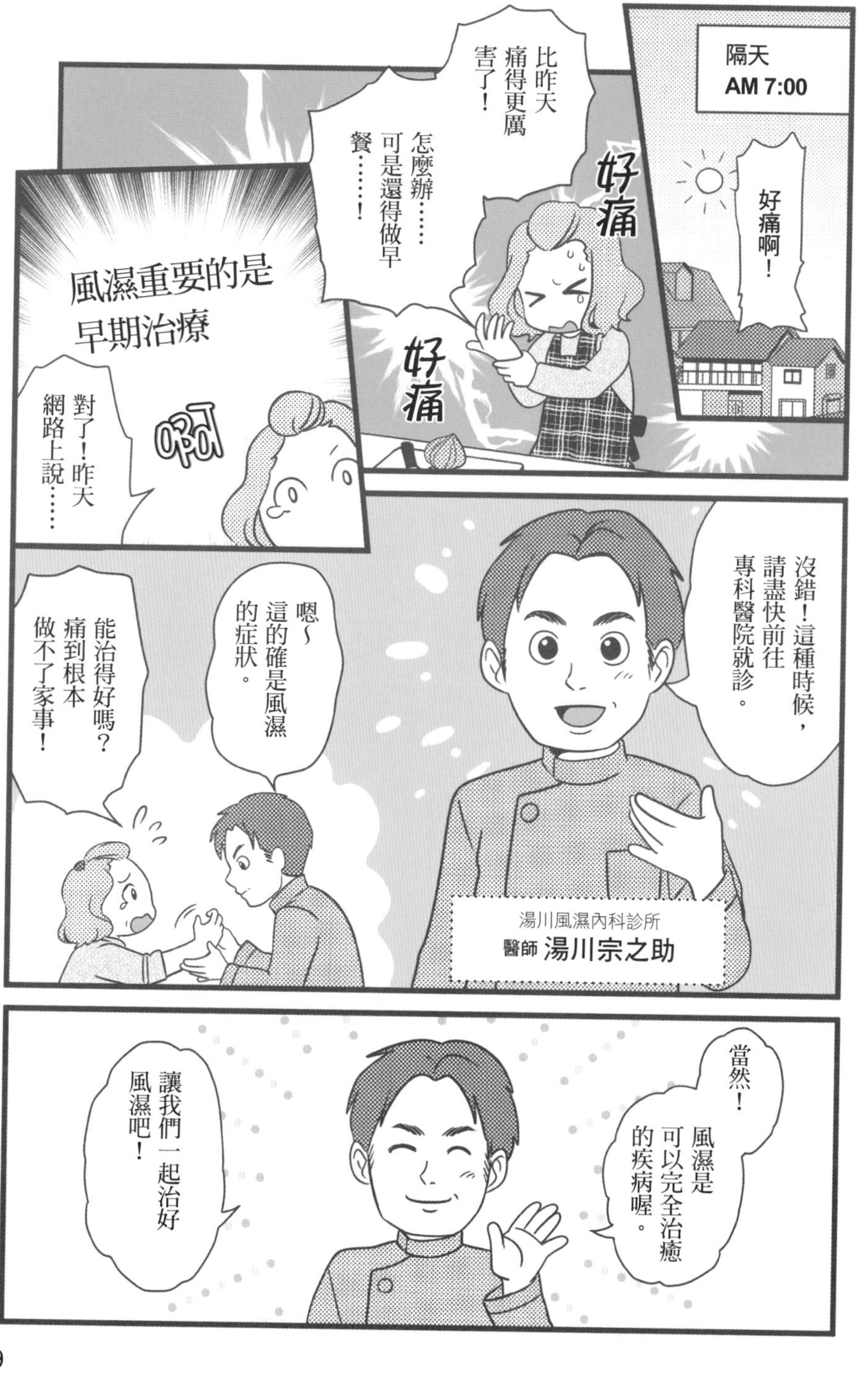
隔天
AM 7:00
好痛啊！
比昨天痛得更厲害了！
怎麼辦……可是還得做早餐……！
好痛
好痛
風濕重要的是早期治療
啊
對了！昨天網路上說……
沒錯！這種時候，請盡快前往專科醫院就診。
湯川風濕內科診所
醫師 湯川宗之助
嗯～這的確是風濕的症狀。
能治得好嗎？痛到根本做不了家事！
當然！風濕是可以完全治癒的疾病喔。
讓我們一起治好風濕吧！

絕對不要漏接初期表現出來的症狀！

類風濕性關節炎並不是會突然引起嚴重症狀的疾病。

在初期階段，大多數人通常「只會覺得身體好累」。也正因如此，各位首先須要盡可能地「能夠察覺並區分初期症狀」。

關於這一點，我在前言就向各位介紹過典型的初期症狀，也就是「打不開寶特瓶蓋」及「起床時手感到僵硬且活動困難」這類最容易察覺到的變化。

這些都是**手指等小關節發炎的徵兆**。

尤其每到早上，關節更容易感到僵硬且腫脹。這是因為睡覺時基本上會長時間維持同樣的姿勢，以至於發炎物質和關節液（見39頁）出現滯留現象，產生初期症狀。

這樣的變化不僅僅會發生在手指，腳趾也很常見。特別好發於手指的第二關節和第三關節。

但是，僵硬與腫脹的感覺會隨著身體活動而逐漸消失。這是因為血液循環變好之後，原本處在「滯留狀態」的發炎物質和關節液也會開始流動而緩和症狀。

這類症狀乍看之下沒什麼，但有許多人反而會因此錯過早期發現的時機。基於同樣的原因，打不開寶特瓶蓋的狀況亦常見於清晨至午前。

假如前述症狀不只出現於清晨至中午前，連中午或晚上都有「很難打開寶特瓶蓋」的狀況，可能就已經不只是初期階段了。

無論如何，**一旦察覺到身體「哪裡怪怪的」，不能只當作疲倦或年紀變大所造成的而不以為意**。千萬不要輕忽身體所發出的求救訊號。

竟然有這麼多「令人吃驚的初期症狀」

以「打不開寶特瓶蓋」「起床後手變得僵硬且活動困難」等症狀為首，我們還可以從一些「跡象」來辨識出類風濕性關節炎的初期階段。各位不妨透過下一頁的自我評估清單來確認符合的症狀。

清單中列出的一些症狀可能會讓人感到意外，但事實上，大多都是來自於患者的親身經驗。

就算最近並沒有出現「跌倒或撞到後關節疼痛」等「明顯的原因」，**只要符合清單中任何一項症狀，都有可能是風濕的初期徵兆**。

請拋開「可能只是太累了」「才這點小毛病就去看醫生，這樣好嗎」等瞻前顧後的想法，當機立斷，盡速就診，也不須要擔心「如果是自己小題大作怎麼辦」這種事。

一旦覺得自己的身體有狀況，千萬不要猶豫，趕快去醫院，才能確實縮短「疾病進展時間」。

風濕令人吃驚的初期症狀
自我評估清單

以下是否有你覺得符合的症狀？
只要符合任何一項症狀，可能就是風濕的初期徵兆。

- ☐ 打不開寶特瓶蓋
- ☐ 轉動門把有困難
- ☐ 起床時手變得僵硬且活動困難
- ☐ 用鑰匙開門有困難
- ☐ 身體老是覺得累
- ☐ 綁鞋帶有困難
- ☐ 持續輕微發燒
- ☐ 開合剪刀有困難
- ☐ 沒有食欲
- ☐ 用釘書機有困難
- ☐ 體重減輕
- ☐ 在電腦上打字有困難
- ☐ 貧血
- ☐ 在捷運或公車上拉吊環時感覺不協調
- ☐ 做早餐時感覺動作不協調
- ☐ 解開睡衣釦子時有困難
- ☐ 刷牙困難
- ☐ 按電視機遙控器時有困難
- ☐ 拿不好筷子
- ☐ 行走困難
- ☐ 一直很好戴的戒指現在會卡在關節上

女性患者人數是男性的五倍！類風濕性關節炎的發病原因

相關研究結果和報告數據雖然可能稍有誤差，但從類風濕性關節炎患者數比例來看，男性若是一，女性則落在四～五。

也就是說，**在類風濕性關節炎患者當中，女性比男性患者多出了四～五倍**。

而且不只是類風濕性關節炎，幾乎所有受到自體免疫性疾病影響的人，比例上女性都比男性多。

關於**女性患者比例較高的原因，以「女性荷爾蒙是關鍵」的主張較為可信**。具體來說是雌激素（卵泡刺激素）和泌乳激素（刺激乳腺的荷爾蒙）。

這些女性荷爾蒙容易促進**自身抗體（無差別攻擊自己身體組織、細胞、成分的物質）作用、活化促進免疫反應物質（細胞激素），因而引發自體免疫的異常反應**。

但是，女性荷爾蒙並非直接引起疾病的原因，**最大的原因還是來自免疫功能異常**。女性荷爾蒙則扮演著「自體免疫性疾病的推手」的角色。

實際上參考19頁的圖表，可以發現容易發病的女性多落在還有月經的年齡層。

此外，一項研究報告指出，初經來得較早的女性經由血液檢查顯示風濕因子（RF／類風濕性因子）會呈20以上陽性，發病率偏高。也有報告指出，服用口服避孕藥的女性，可能因為抑制了體內雌激素的分泌與活動，導致類風濕性關節炎的發病比例較低。

很多人可能也聽過，類風濕性關節炎患者在懷孕、生產、哺乳的過程中，症狀容易出現以下的變化：

- **懷孕中**：身體為了不讓男性的精子及胎兒細胞被視為異物遭到攻擊，免疫功能會減弱，也就是類風濕性關節炎的症狀會減輕。
- **生產後**：產後被壓抑的免疫功能會急遽反彈回來，免疫功能大幅提升，會導致類風濕性關節炎症狀惡化。

●**哺乳中：**促進乳腺發達和母乳分泌的泌乳激素作用提升，也會導致類風濕性關節炎症狀惡化。

由此可知，女性荷爾蒙和類風濕性關節炎應該具有一定的關聯性。而另一方面，其實女性無法自主調節荷爾蒙的分泌量。

因此一言以蔽之，這就是「無法預防的疾病」。

所以就務實來看，我們必須累積足夠的知識，並且保有「發病時期可能須更加注意」的心態。

除了女性荷爾蒙之外，誘發風濕發病的因素還包括壓力和抽菸。

壓力就和女性荷爾蒙一樣，是完全無法預防的因素，而消除壓力的關鍵在於心理狀態。另一方面，我們須要正確認知到抽菸的風險，並且盡早戒菸。我會在PART 4進一步向各位說明。

造成關節腫脹、疼痛的原因是什麼？

那麼，讓我們在此簡單複習一下前面的內容。

首先，類風濕性關節炎會出現令人意外的初期症狀。

主要原因在於免疫功能異常。而這些**「異常的自體免疫反應」會引發許多症狀，女性荷爾蒙也是誘發疾病錯綜複雜的主要因素之一**。

接下來讓我們看看，罹患類風濕性關節炎這樣的疾病之後，關節內部會發生什麼樣的變化。

如同21頁提過的，類風濕性關節炎通常起因於包覆整個關節的袋狀組織（關節囊）內側的「滑膜」所引發的發炎症狀。

也就是**身體將自己誤認為「異物」而攻擊，導致滑膜出現異常的自體免疫反應，進而引起發炎症狀**。

而**一旦滑膜發炎，就會造成類風濕性關節炎常見的關節腫脹、僵硬、疼痛、手指變**

形等症狀。

一般人可能沒聽過滑膜這種組織。但是滑膜在關節活動上，其實扮演了相當重要的角色。

請各位參考下圖。

關節骨兩端表面覆蓋著略帶彈性的「軟骨」，具有「緩和衝擊及減輕負荷」「防止骨頭與骨頭之間直接碰撞」「潤滑關節以助於滑動」等功能。

滑膜正是讓軟骨發揮這些功能的得力幫手。

滑膜是一層非常薄的膜，在關節腔（關節的內部空間）分泌並吸收關節液，也被稱做「水枕般的緩衝區」。它同時也會擔當起軟骨與軟

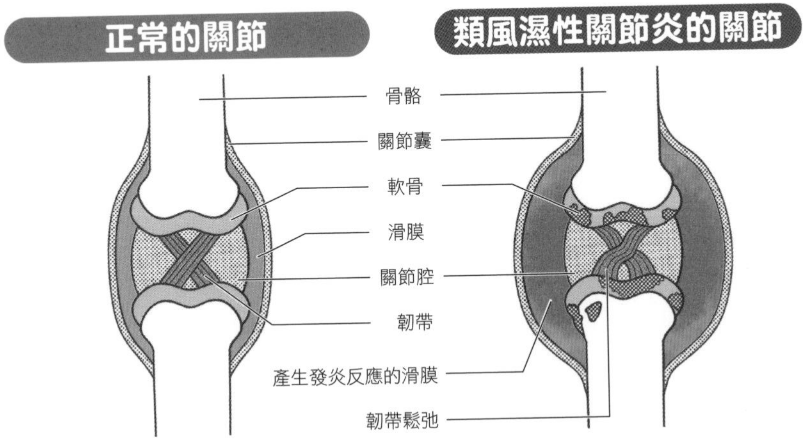

骨之間「潤滑油」的角色，並且供給軟骨本身營養。

也因此，一旦滑膜出現發炎反應，自然難以維持正常的功能運作。

如此一來，發炎的滑膜就會變得充血而腫脹，原本不到一毫米的厚度將膨脹好幾倍，也會在關節腔增生累積過多的關節液，造成類風濕性關節炎特有的關節腫脹。

此外，還會大量生成發炎性細胞激素和前列腺素這類致痛物質，而這些物質會**經由關節液反覆刺激滑膜的部分神經，引發疼痛**。

而且這種滑膜的發炎症狀極少會自然好轉，腫脹的滑膜反而會持續壓迫神經，引起更劇烈的疼痛。

輕忽症狀會進一步引發「關節變形」等特殊症狀

前一節說明的狀態若逐漸惡化，就會導致關節破壞和變形。如果沒有及時接受適當的診斷及治療，滑膜的發炎反應就會慢慢損壞周圍組織。**一旦關節內部一直處在發炎狀態，就算關節沒有出現嚴重的腫脹或疼痛，關節也將持續遭到破壞。**

而且如同22頁的圖表資料所顯示，關節破壞很可能發生於發病後半年～二年間，因此千萬不能輕忽。

關節破壞、變形的四階段

接續前面談到的，滑膜發炎造成關節惡化之後，一般而言會經過以下四個階段：

●第一階段（初期）

骨骼和軟骨雖然還沒被破壞，但滑膜已經變厚，也變得更腫脹，關節液則開始增生累積。這時**關節會出現僵硬、腫脹、疼痛和發熱感**。

●第二階段（中度發展期）

軟骨部分開始被破壞且變薄，骨頭和骨頭之間、也就是關節內部空間變得狹窄。這個階段骨骼本身還沒遭到破壞，但**骨頭會如同「被蟲咬」般呈現「骨面侵蝕」的損壞狀態，自覺症狀也會變得更明顯**。

●第三階段（高度發展期）

無論是骨骼或軟骨都已被破壞。骨頭直接在骨頭上相互摩擦，而且骨頭仍持續遭到破壞，關節變得不穩、甚至脫位。而隨著周圍的肌腱、韌帶和肌肉狀態惡化，關節無法獲得穩定的支撐，**漸漸地就會造成關節變形**。

●第四階段（末期）

關節已經被破壞，而且無法活動。骨頭緊挨著骨頭，會像是連成「一根骨頭」般呈僵直狀態。關節完全失去功能。

至於關節是否已經開始遭到破壞，必須接受 X 光檢查才能得到明確的診斷。但我們仍須將經過這些階段導致關節破壞的結果謹記在心。

關節破壞的結果就是變形。

一般來說，外觀上發生變形約莫需要十～十五年的時間，但**關節破壞和變形的關聯性已是無庸置疑**。

〔關節破壞的發展程度〕

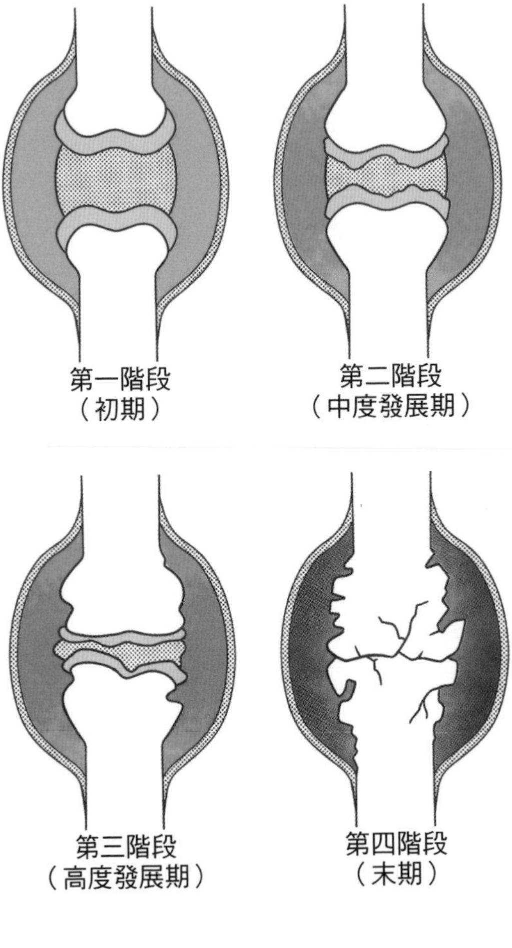

常見的五種手指關節變形

如同前面所提到，類風濕性關節炎有可能會發生在身體的任一地方。而一旦輕忽病情，任其進展甚至惡化，就會出現類風濕性關節炎特有的手指變形症狀。

常見的手指關節變形如下：

●天鵝頸變形

掌指關節屈曲，近端指間關節過伸，遠端指間關節屈曲，形成「天鵝頸」的外觀。

●鈕釦孔變形

近端指間關節屈曲，遠端指間關節過伸，呈現「鈕釦釦眼的形狀」。

●尺側偏移

拇指之外的四隻手指全部朝尺側（小指側）偏移。

●Z狀變形

拇指的遠端指間關節過伸，看起來像是要「搭便車（hitchhike）」的手勢。

●望遠鏡變形

因骨骼被澈底破壞侵蝕，手指明顯變短。加上肌肉不穩且皮膚變得鬆弛，手指無法用力。

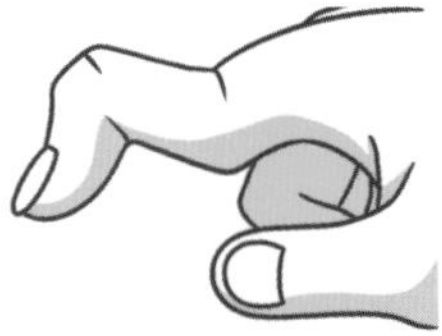
天鵝頸變形

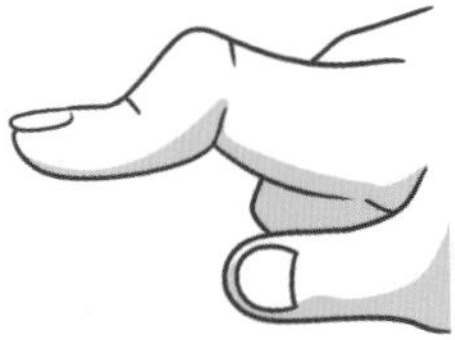
鈕釦孔變形

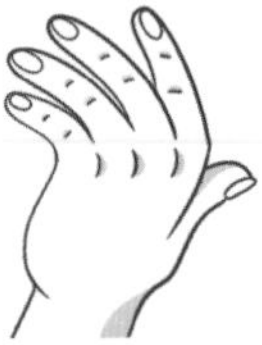
尺側偏移

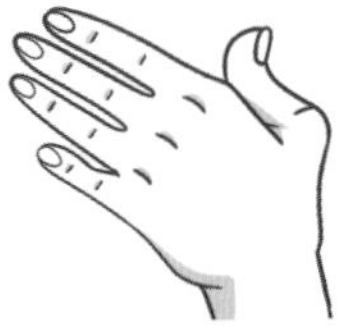
Z 狀變形

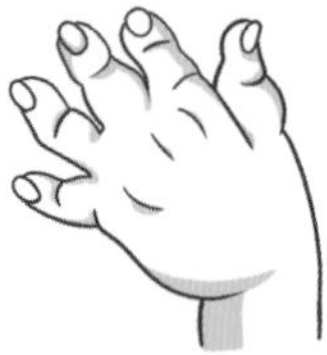
望遠鏡變形

事實上，讓我最終立下志向「成為風濕專科醫師」的契機，正是因為這些手指變形的病徵。

那時我還是一名實習醫生。

一位二十多歲的年輕女性患者會定期來醫院看診，她的手指和手腕已經變形，日常行動相當不便。

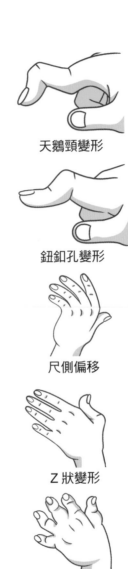

我當時不禁心想：

「這位女性難道就一輩子被風濕這種病給纏上了嗎……？怎麼做才能避免關節變形的結果呢？」

答案當然就是早期診斷，並早期治療。

如果你是類風濕性關節炎的患者，**只要將疾病進程擋在骨面侵蝕的階段，就可以過著「不變形的人生」，也能降低疾病對家務或工作上造成的不良影響**。

要做到這一點，必須盡可能維持關節的正常功能，也因此絕對須要早期發現，並且早期治療。

和近年的話題疾病「希伯登氏結節」不一樣

我在最近的診療中，常被問到同樣出現「手指疼痛和變形」等重要病徵、如今蔚為話題的疾病「希伯登氏結節」（Heberdens nodes）和類風濕性關節炎的差異。

針對兩種疾病的相異之處，讓我簡單說明如下。

最大的差異就是出現症狀的關節。**希伯登氏結節是遠端指間關節（DIP）出現症狀。**

相較之下，**類風濕性關節炎的症狀發生在近端指間關節（PIP）和掌指關節（MCP）**。

而且**類風濕性關節炎絕對不會發生在遠端指間關節**，因此當遠端指間關節出現腫脹或疼痛時，請務必評估是其他疾病的可能性。

順帶一提，除了類風濕性關節炎，也有疾病會出現近端指間關節的病徵。

常見的像是**「布夏氏結節」（Bouchards nodes）這類變形性關節症，碰觸關節時會感受到骨頭表面堅硬的突出或增生組織**。

類風濕性關節炎則是呈現「紡錘狀」的腫大，按壓時較柔軟富彈性。

不過在近端指間關節上，極少同時併發布夏氏結節和類風濕性關節炎的情況。這也意味著，患者的首要課題是不要浪費時間、盡快接受診察。

可以進行血液檢查和 X 光檢查，必要時還可以做超音波檢查，盡速展開正確的診斷與治療。

類風濕性關節炎有可能完全治癒！

如同23頁的說明，**針對類風濕性關節炎的三大基本治療法是：「藥物療法」「運動（恢復性訓練）療法」和「手術療法」**。

但我是這麼想的。

在診斷和治療等階段，已經出現典範轉移，許多人因此而受惠，並且達到緩解或完全治癒，然而也有很多人未能受其庇蔭。

而就我來說，典範轉移帶來的並非只有從醫生立場出發的醫療行為，而是必須站在每一位患者的角度，同時以簡單易懂的方式告知患者資訊。

這正是我所要做到的。

在類風濕性關節炎的治療上，本來就有所謂**「Treat to Target」（達標治療，T2T）這樣的世界共通準則**。

簡單來說就是：**「主治醫師和患者一起訂出明確的目標，並為了達成目標共同進行治療。」**

延伸這樣的思考，我想向各位傳達治療類風濕性關節炎至關要緊的「四大方法」，也就是**「早期診斷」「早期治療」「治療目標」以及「從患者出發的對策」**。

擺脫「傳統的治療方法」

關於「早期診斷」「早期治療」的重要性，相信讀到這裡的各位一定很清楚了。因此，盡可能提前接受類風濕性關節炎的相關治療，快速採取最妥適的治療，才是達到緩解及完全治癒的捷徑。

所謂「治療目標」，指的是各位掌握並理解自身目前的狀態，建立短期至長期的視角，同時**維持明確的觀念：「透過什麼樣的治療，設定什麼樣的目標。」**

「目前的狀態以後會變成怎麼樣呢？」
「若是當下不治療，以後沒問題嗎？」
「相反地，開始治療之後，應該設定什麼樣的目標？」
「想懷孕或孩子要考試等情況發生時，可以盡量減少一些藥物所產生的副作用嗎？」
「經濟狀況足以負擔治療的花費嗎？」

諸如此類的狀況很多。因此，像這樣**結合患者意願與醫生的建議，逐步確立治療的「目的地」，梳理出雙方共同的治療目標很重要**。

如此一來，就不會整天煩惱身上的病痛，而是能穩步朝著治療目標前進。

「從患者出發的對策」也是治療類風濕性關節炎不可或缺的要素。

首先，這部「擊退風濕的故事」的主角說到底還是患者自己，醫師或護理師基本上都只是協助的角色。

「就算得了類風濕性關節炎也想繼續做的事」「仍想好好重視的事」，告訴醫生這些內心的想法，同時態度上保持積極主動，與醫生由此共同擬定出的「專屬於患者的治療戰略」，對於患者本身將有莫大的幫助。

但非常遺憾，直至今日，仍有患者持續接受典範轉移前、毫無治療目標的「傳統治療方法」。

本書的讀者當中，想必也有「長期接受治療卻毫無起色」的類風濕性關節炎患者。

擺脫長期以來只是被動接受治療的心態，主動扭轉治療方向，朝真正治癒類風濕性關節炎的方向前進。**我建議各位不妨參考書中內容，嘗試與醫生確認治療戰略。**

若能做到這一點，無論任何人都能受惠於典範轉移。而且不這麼做是不行的。

從字面意義來看，治療指的是「醫生治好患者的疾病或傷勢」，診療則包含「診察、診斷、治療等所有醫療階段」。因此診療應該是更須要在乎患者、給予符合其需求利益的過程。

我在前面列出的「四大方法」，正是我所推動的「風濕診療革命二〇二〇」。

而要實現這場革命，和治癒類風濕性關節炎息息相關。

現在正是「完治」風濕的時代

在類風濕性關節炎的治療上，過去大多採用「對症療法」，而典範轉移後這二十年所使用的藥物則屬於「根本治療」（詳細內容參考PART 2）。

透過根本治療，許多患者不只在病情上得到緩解，也能停藥，最終就可以達到「完全治癒」（完治）的效果。

這也意味著，類風濕性關節炎原本就是可以治癒的疾病。

類風濕性關節炎和癌症這類疾病不同，並不存在「只要檢測數值到達○○就可以達到治癒狀態」這樣的醫療指標。

在類風濕性關節炎症狀消失、不用藥也能維持緩解的患者當中，有些在抽血檢查後，風濕性因子還是偏高，而有些人的指數則會大幅降低，呈現出各種參考指標。

然而還是要依據患者本人的感覺，才能判斷是否達到完全治癒。

現在，或許有些讀者正處在緩解或無須用藥的狀態，有些讀者則可能透過這本書達到治癒的狀態。

自此之後，倘若各位能過著風濕不再發病，且能停藥的康復人生，請務必抬頭挺胸地告訴所有人：「我在〇〇年之前風濕就完全治癒了！」

我認為所謂的人生，只要稍微轉換自己的思考方式就會改變。即使還在接受治療，內心不妨常懷感恩：「很感謝治療過程不會疼痛。」「周遭的人們如此幫忙真是太感謝了。」同時帶著積極的心態出發：「要從治癒類風濕性關節炎的過程中學習成長。」就能度過更愉快的人生。

轉換成以自己為主體、積極且主動的思考方式，正向面對身上的病痛。不過度灰心喪志，而是平心靜氣地過著充實的每一天。

PART

2

五成的人使用抗風濕藥物治療

使用進步神速的抗風濕藥物，可以有效控制疼痛或腫脹，在停藥後也能維持穩定的狀態。本章將解開這個神奇的祕密。

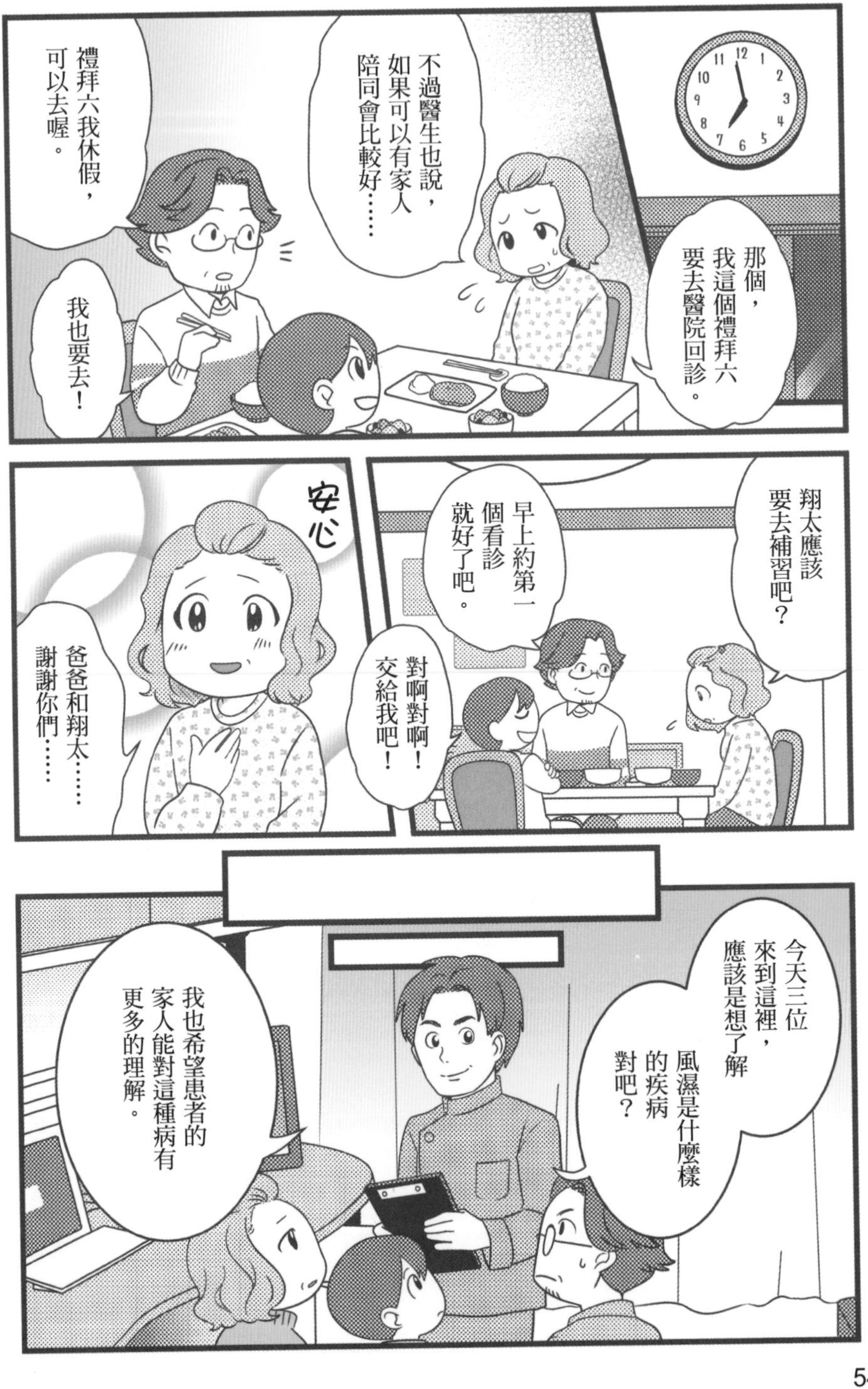
那個，我這個禮拜六要去醫院回診。
不過醫生也說，如果可以有家人陪同會比較好……
禮拜六我休假，可以去喔。
我也要去！
翔太應該要去補習吧？
早上約第一個看診就好了吧。
對啊對啊！交給我吧！
安心
爸爸和翔太……謝謝你們……
今天三位來到這裡，應該是想了解風濕是什麼樣的疾病對吧？
我也希望患者的家人能對這種病有更多的理解。

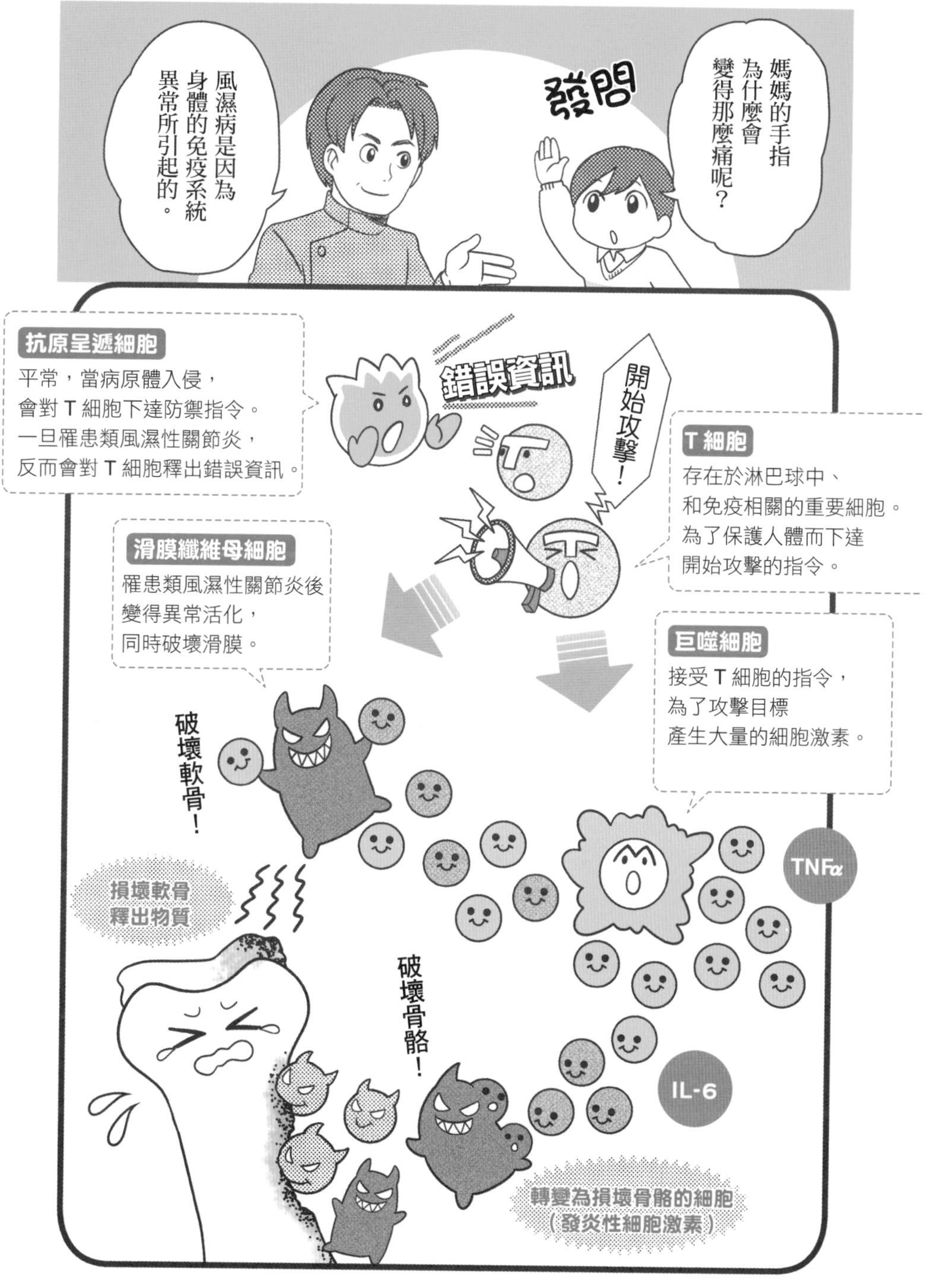
發問
媽媽的手指為什麼會變得那麼痛呢？
風濕病是因為身體的免疫系統異常所引起的。
抗原呈遞細胞
平常，當病原體入侵，
會對 T 細胞下達防禦指令。
一旦罹患類風濕性關節炎，
反而會對 T 細胞釋出錯誤資訊。
錯誤資訊
開始攻擊！
T 細胞
存在於淋巴球中、
和免疫相關的重要細胞。
為了保護人體而下達
開始攻擊的指令。
滑膜纖維母細胞
罹患類風濕性關節炎後
變得異常活化，
同時破壞滑膜。
巨噬細胞
接受 T 細胞的指令，
為了攻擊目標
產生大量的細胞激素。
破壞軟骨！
TNFα
損壞軟骨
釋出物質
破壞骨骼！
IL-6
轉變為損壞骨骼的細胞
（發炎性細胞激素）

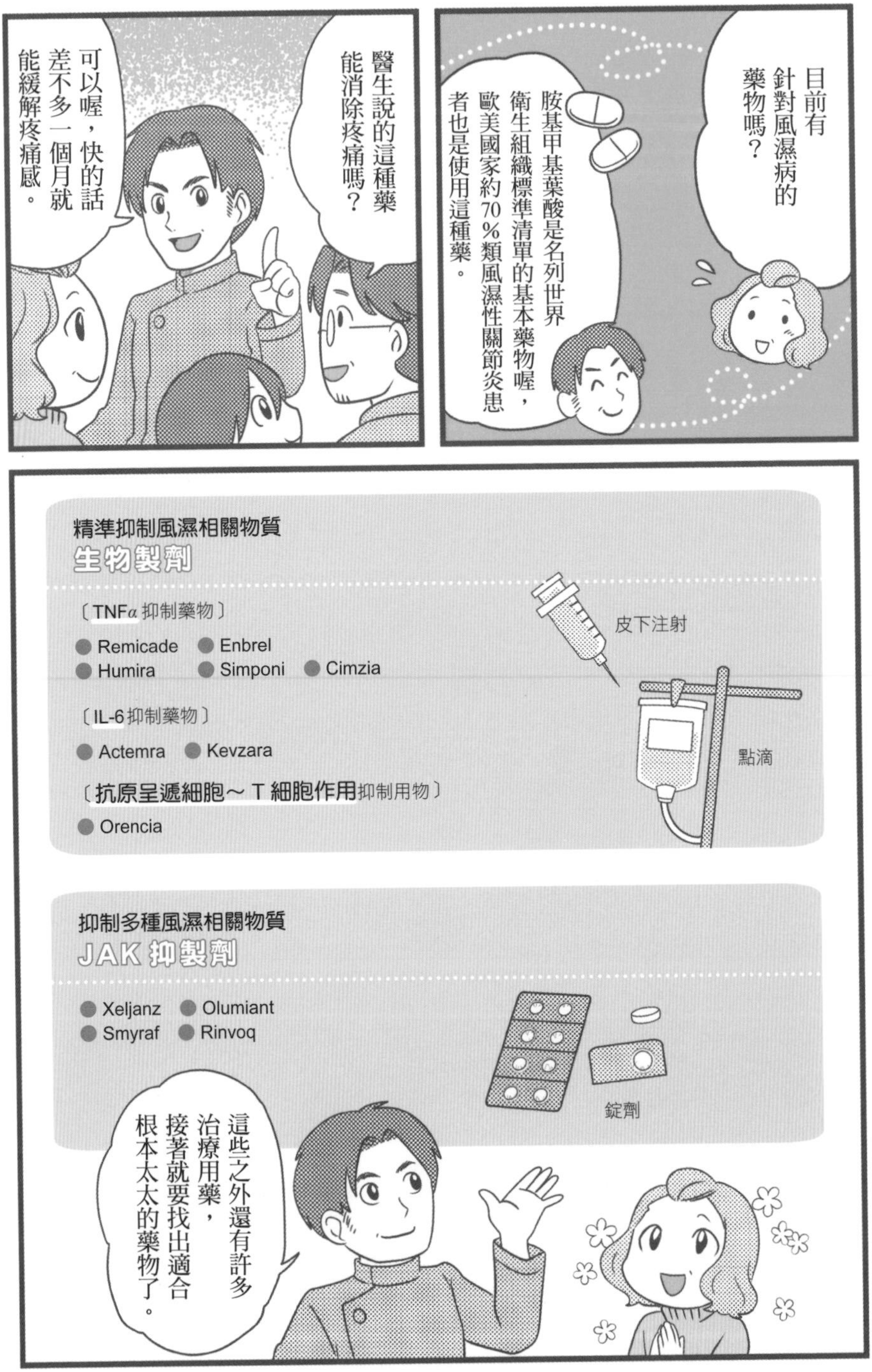
目前有針對風濕病的藥物嗎？
胺基甲基葉酸是名列世界衛生組織標準清單的基本藥物喔，歐美國家約70%類風濕性關節炎患者也是使用這種藥。
醫生說的這種藥能消除疼痛嗎？
可以喔，快的話差不多一個月就能緩解疼痛感。
精準抑制風濕相關物質
生物製劑
〔TNFα 抑制藥物〕
Remicade Enbrel
Humira Simponi Cimzia
〔IL-6 抑制藥物〕
Actemra Kevzara
〔抗原呈遞細胞～T 細胞作用抑制用物〕
Orencia
皮下注射
點滴
抑制多種風濕相關物質
JAK 抑製劑
Xeljanz Olumiant
Smyraf Rinvoq
錠劑
這些之外還有許多治療用藥，接著就要找出適合根本太太的藥物了。

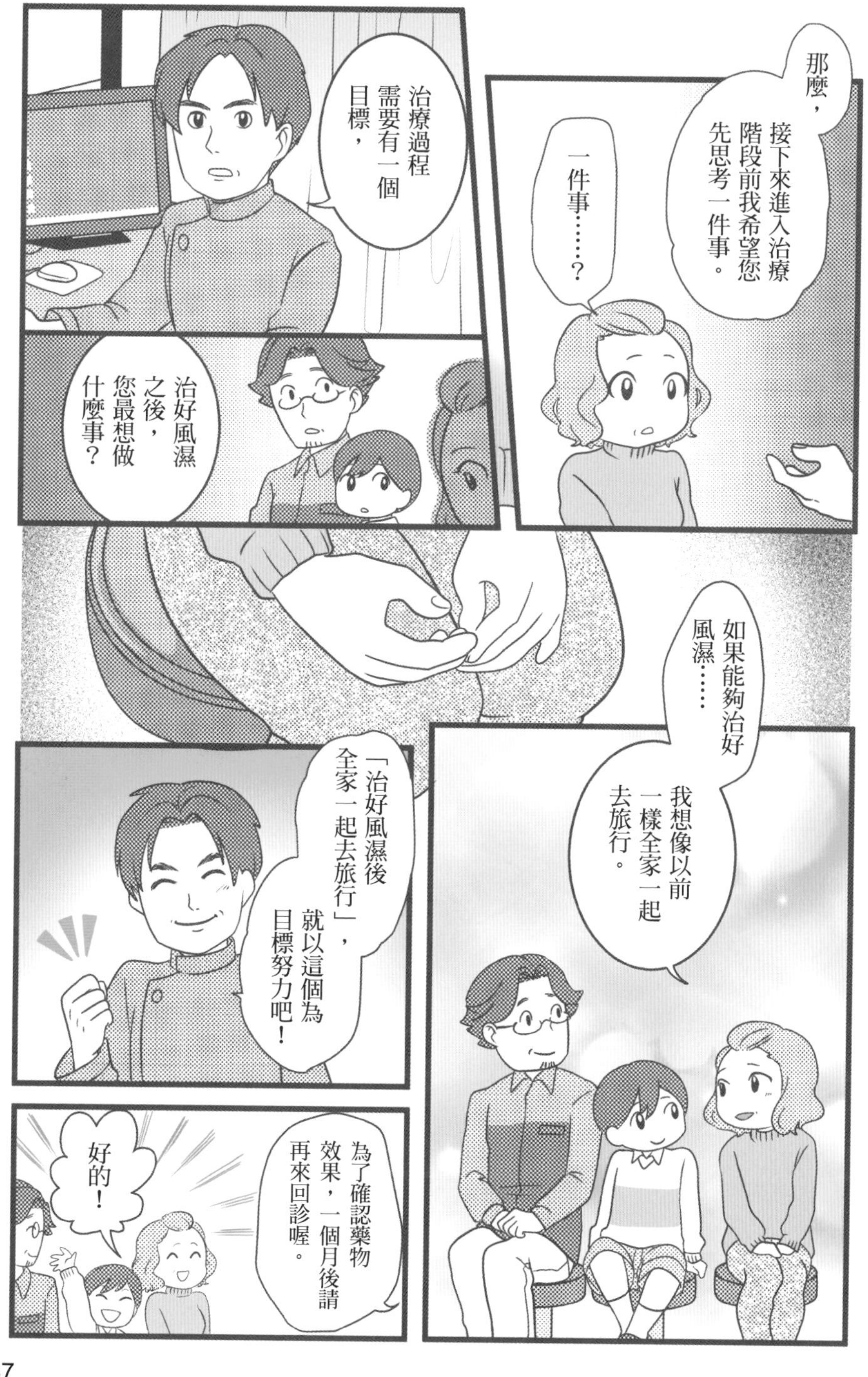
那麼，
接下來進入治療階段前我希望您先思考一件事。
一件事……？
治療過程需要有一個目標，
治好風濕之後，您最想做什麼事？
如果能夠治好風濕……
我想像以前一樣全家一起去旅行。
「治好風濕後全家一起去旅行」，就以這個為目標努力吧！
為了確認藥物效果，一個月後請再來回診喔。
好的！

早知道早安心的「診察流程」

在這一章，要針對類風濕性關節炎患者上醫院就診的治療過程進行說明。

在實際診察流程中，**進入治療前首先要確認「真的是類風濕性關節炎嗎？」**這件事。然後基於診斷出的類風濕性關節炎病徵，選擇合適的藥物，正式展開治療。

診察時須要接受各式各樣的檢查與問診，首先是觸診。

根據症狀和檢查結果進行綜合判斷

在類風濕性關節炎的判定中，**並不是「某個單一檢驗報告顯示陽性，就是類風濕性關節炎」**。

有些人聽了可能會感到不安，但完全不須要擔心。各位只要依照以下流程，確實進行診察就好。

問診・觸診

要了解患者的相關資訊，醫生必須花費一番工夫來掌握患者「生病的狀態」。所以醫生通常會在檢查前先進行問診，包括患者的**自覺症狀**、**生活環境**、**家族病史等進行初步診斷時的必要提問**。

雖然是棘手的類風濕性關節炎，但醫生並不會詢問太難回答的問題。現在，幾乎所有醫療機構都會準備一份列有基本問診項目的「問診表格」，大部分內容也會公開在該醫療機構的官網。

另一方面，**除了診察出現症狀的關節，全身性的觸診也非常重要**。尤其是20頁插畫中列出的所有關節，一一確認是否出現有**疼痛**、**腫脹**、**發熱**、**變形等各種症狀與程度，同時也要檢測關節可動域（關節可自然活動的範圍）**。此外還要檢查血管是否異常。

血液檢查

類風濕性關節炎的檢查中，扮演核心要角的正是血液檢查。

詳細的血液檢查中所檢測的項目相當多樣。但因大多都是相當專業的術語和資訊，以下列出其中特別重要的二個項目：

●免疫異常（風濕反應）

「類風濕因子」（Rheumatoid Factor，RF）「抗CCP抗體」（抗環瓜氨酸抗體）「抗核抗體」等自體抗體的數值，是判斷類風濕性關節炎「確定診斷」「疾病活動度」的重要依據。

對於自體免疫疾病之一的類風濕性關節炎而言，這些自體抗體和發病有著極為密切的關係。所謂的自體抗體，就是當自己體內的細胞或成分被誤認為「異物」並被攻擊、排除時所產生的物質。

因此，當罹患自體免疫疾病之一的類風濕性關節炎，血液中的自體抗體會增加，呈現陽性反應。

但是在呈現陽性數值的人當中，也有些是不具備類風濕性關節炎症狀的案例；反過

一目了然的診斷流程

問診

詢問自覺症狀、生活環境、家族病史等問題

例如「什麼時候開始感到疼痛、是什麼樣的疼痛感」「是否出現關節以外的症狀」「家庭環境／生活環境相關」「是否懷孕、懷孕的可能性和生產經驗」「是否曾對藥物或食物過敏」「親屬是否曾罹患重大疾病」等必要提問。

觸診

不只是出現症狀的關節，全身關節的狀態都要詳細確認

透過全身關節的觸診，一一確認是否有疼痛、腫脹、發熱或浮腫感等現象。此外，有時也會查看肩部或肘部的關節可動域、手活動及走路的樣子，以確認運動機能狀態，以及頭部甲狀腺是否腫大、是否有表現出血管炎的症狀等。

血液檢查

檢測出顯示免疫異常的自體抗體數量，以及和炎症相關的數值

「類風濕因子」數值愈高，疾病活動度就愈高，不過光憑此數值還無法斷定是類風濕性關節炎；「抗 CCP 抗體」存在於 70 ～ 80%的類風濕性關節炎患者體內，對於疾病的早期發現有極大助益；體內發炎時，「血沉」「CRP」「MMP3」的數值也會偏高。

影像檢查

透過 X 光檢查等方式確認是否出現關節變形、骨面侵蝕、炎症

一旦發生關節變形或骨面侵蝕，透過 X 光就可以清楚看見。在更早期的炎症階段，關節超音波檢查也很有用。透過對身體無害且無痛的檢查，就可以觀察滑膜的發炎症狀及其程度。

其他檢查

例如尿液檢查確認肝臟機能是否正常，而關節液的檢查也能診斷出炎症。

來說，也有數值呈陰性卻出現症狀的案例。嚴格來說，一些非類風濕性關節炎的自體免疫疾病（膠原病）也會檢測出陽性數值，所以要使用專門的方式來識別很重要。從另一個角度來看，要透過專門的識別方法才能取得對疾病與患者而言更為珍貴的資訊。

順帶一提，公司的健康檢查或短期住院體檢也有類風濕因子的檢測項目，若是呈現陽性，亦可視為有「患有風濕的可能性」。

在這種情況下，如果沒有出現初期症狀（參考33頁）就無須過於擔心。我們前面提過**「類風濕因子數值偏高＝類風濕性關節炎」這個等式並不成立**，因此也可能是假陽性的狀況。

但的確也有容易罹患類風濕性關節炎的體質，不妨以此為契機來認識類風濕性關節炎這個疾病，並做好「一有初期症狀就立刻去醫院」的心理準備吧。

●炎症的狀態

「血沉」（紅血球沉降率，ESR）「CRP」（C反應蛋白）「MMP3」（基質金屬蛋白酶3）等數值，是判斷類風濕性關節炎「確定診斷」及「疾病活動度」的重

要依據。

其他諸如白血球、紅血球、血紅素、血小板等數值，以及與肝功能、腎功能相關物質的數值，也能應用於診斷和治療。

影像檢查

X光檢查是絕對少不了的。

快速發現關節與骨骼的變化，是治療類風濕性關節炎不可或缺的一環。**影像檢查除了可以診斷「罹患類風濕性關節炎與否」，依據發展程度，也對於判定病情階段及識別其他疾病有著極大的功效。**

X光檢查之外，若有必要，也可以進行超音波、MRI（磁振造影）、CT（電腦斷層）等精密檢查。

在某些情況下，也會對關節液和尿液進行檢測。

大幅進展並確立的診斷、分類標準、評價指標

關於類風濕性關節炎的診斷，經由前一節介紹的「問診」「觸診」「血液檢查」「影像檢查」之後，可以參照診斷標準進一步分類、診斷，之後便可以正式展開治療。

而類風濕性關節炎的「診斷標準」，其實也是令人推崇的典範轉移成果。

二〇〇九年之前，類風濕性關節炎的診斷還是採用美國風濕病醫學會（ACR）於一九八七年提出的標準。

診斷標準共有七個項目，只要符合四項即可判定是類風濕性關節炎。

然而在這樣的標準下，不僅會**忽視類風濕性關節炎發病的初期階段，也會產生「等疾病進展後才確定診斷」的問題**。

過往的治療方針也由此應運而生。

早年幾乎沒有權威的抗風濕藥物。因此診療時會採用「先使用止痛藥，若無效再逐步加入可能產生副作用的抗風濕藥物」的升階療法（step-up approach）。

因此，**不管使用哪一種藥物，最後幾乎都會導致關節破壞與變形，甚至得接受手術**。

換個說法就是：「沒有早期診斷的必要。」

抗風濕藥物登場，「緩解」「完治」露出曙光

直到比以往功效高出許多的抗風濕藥物登場，才打破了類風濕性關節炎的治療窘境。

關於抗風濕藥物，接下來會有更詳細的介紹。日本則是在一九九九年開始使用名為「胺基甲基葉酸」（Methotrexate）的全球第一線治療藥物。

接著是二〇〇三年開始使用效果卓越的生物製劑「類克」（Remicade，通用名：infliximab，英夫利昔單抗），隨後也出現更多備受好評的藥物，迎來了抗風濕藥物的大變革。

而隨著這些藥物的出現，**類風濕性關節炎的治療目標也從「止痛」躍升至「緩解」**

或「完治」，出現了天翻地覆的巨大變化。

與此同時，「應該於關節破壞、變形前使用」的治療順序，也透過「能有效抑制關節破壞、變形」的結果進一步獲得確認。

最終，診斷標準也出現典範轉移。二〇一〇年，能夠判定類風濕性關節炎初期症狀的診斷標準開始廣為採用直至今日。

完治前必須知道的「疾病活動度」

「經由診斷確定為類風濕性關節炎」和「實際進入治療階段」之間，**患者和醫生應該要「建立共同的治療目標」**。

所謂治療目標，我在48頁也談過，將目前疾病的狀態視為「出發點」，展開治療後的目標視為「目的地」，穩健而明確地朝目的地前進。

基本上，**第一個目標就是緩解**。

緩解指的是透過藥物，控制類風濕性關節炎的病情，讓疼痛、腫脹等症狀大致處於不復發、「不影響日常生活」的狀態。

而嚴格來說，緩解包括「臨床的緩解」「構造的緩解」「功能的緩解」三種情況。

類風濕性關節炎的新診斷標準

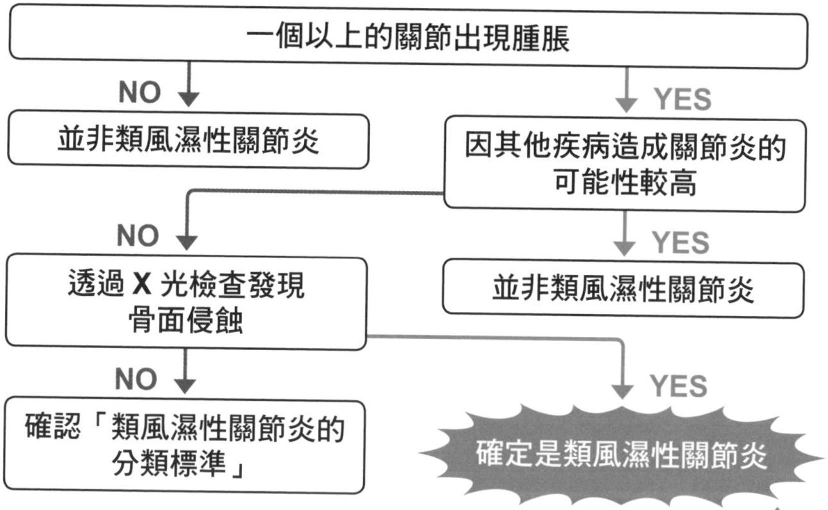

類風濕性關節炎的分類標準

❶ 腫脹或按壓時會疼痛的關節數※1

- 1 個中、大關節…………… **0 分**
- 2 ～ 10 個中、大關節…… **1 分**
- 1 ～ 3 個小關節…………… **2 分**
- 4 ～ 10 個小關節………… **3 分**
- 11 個關節區，且至少有 1 個小關節…………………… **5 分**

❷ 血液檢查（自體抗體的數值）※2

- 類風濕因子、抗 CCP 抗體都呈陰性………………………… **0 分**
- 類風濕因子、抗 CCP 抗體任何一個呈低數值陽性…… **2 分**
- 類風濕因子、抗 CCP 抗體任何一個呈高數值陽性…… **3 分**

❸ 血液檢查（發炎狀態）

- CRP、ESR 指數都正常… **0 分**
- CRP、ESR 任一指數異常偏高…………………… **1 分**

❹ 症狀持續期間

- 不到 6 週…………………… **0 分**
- 超過 6 週…………………… **1 分**

※1
中、大關節…肩、肘、膝、大腿、腳踝的骨面侵蝕
小關節…手指關節、腳趾關節、手腕的骨面侵蝕
（除了食指～小指的遠端指間關節和腳拇指的遠端指間關節）

※2
低數值陽性…低於標準值上限的 3 倍
高數值陽性…高於標準值上限的 3 倍

❶～❹的分數加總後達 6 分以上

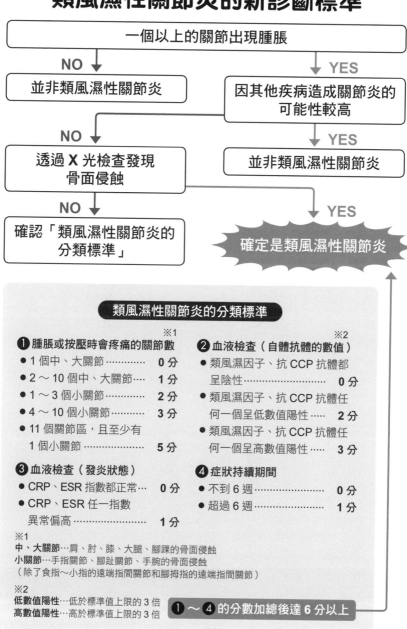

●**臨床的緩解**

關節不會疼痛或腫脹，也沒有發炎反應。根據疼痛的關節數和客觀的活動指標來評估，通常會在每一次就診或定期回診時確認。

●**構造的緩解**

骨骼沒有進一步被破壞，關節破壞也順利獲得抑制。四肢關節的影像檢查結果顯示關節破壞（骨面侵蝕、關節裂隙狹小化＝關節間隙變窄）停止，即可確認達到緩解。通常每年確認一次。

●**功能的緩解**

達到日常生活無虞、身體功能已改善的狀態。透過ＨＡＱ這種健康評估問卷，評估日常生活不會受身體動作阻礙，即可確認達到緩解。通常會在每一次就診或定期回診時確認。

在三者當中，首先會以臨床的緩解為目標。

無論是「目前的關節狀態」抑或是「目標的關節狀態」，都不能藉由過於主觀或模稜兩可的標準來判斷。也**千萬避免做出「這次的藥應該還算有效吧」「嗯，身體好像比較好了」這種「隨興的診斷」**。

正是要透過明確的客觀指標進行評估，才不至於枉費早期治療的作用，還能判斷療程開始之後的藥效，也和預防日後的關節破壞及變形密切相關。

然後，詳細評估體內的二十八個關節並加以數據化，再**依據全球共通的「疾病活動度」指標設定治療目標**。

疾病活動度指標包括「DAS28」「SDAI」「CDAI」三種，但無須煩惱如何計算這些複雜的數值，這些就交給你的醫生吧。

患者只須要了解這些數值決定了病情的分類標準：「緩解（臨床的緩解）」「低度疾病活動度」「中度疾病活動度」「高度疾病活動度」。

此外，**無論目前自己處在「低度」「中度」「高度」其中任何一種疾病活動度，對於自己期望在什麼時候、達到哪一種程度的疾病活動度，都應該是和醫生共同努力的目標**。

如此一來，病情控制或發展狀況、抗風濕藥物的效果等都能化為客觀的數字進行評估，如此一來，在擬定治療戰略及建立病情好轉的信心上，無疑也是一大助力。

如果**「DAS 28」數值在2.6以下、「SDAI」數值在3.3以下、「CDAI」數值在2.8以下，就可以說是「完全達到緩解的狀態」**。

當然，接下來的目標就是：無須用藥也能維持緩解狀態的「完治」。不過在達成之後，還是需要參考疾病活動度來判斷減藥的影響。

若能透過早期治療達到緩解，也可以停藥！

至於三種緩解的關聯性，也在此簡單向各位說明。各位不妨思考一下，從三種緩解的時間點來看，「臨床的緩解」之後的目的地其實就是「構造的緩解」，而再之後的目的地則是「功能的緩解」。

〔類風濕性關節炎的活動度評估〕

	高度疾病活動度	中度疾病活動度	低度疾病活動度	緩解
DAS28		5.1以下	3.2以下	2.6未滿
SDAI		26以下	11以下	3.3以下
CDAI		22以下	10以下	2.8以下

對於初期發病的人來說，開始治療後首要之務就是抑制病情，也就是邁向「臨床的緩解」的狀態，並且維持在這樣的狀態。

隨著關節不再遭受破壞、也沒有變形的話，就可以逐漸走向「構造的緩解」和「功能的緩解」。

達到這三種緩解狀態後，目標才是即使減藥也能維持緩解的狀態，而**最後的目的地就是停藥也能維持緩解、疾病活動度指標也保持在一定數值以下的疾病完全治癒**。

而就我的經驗來看，**從開始治療到「臨床的緩解」所經過的時間愈短，最終獲得完治的比例就愈高**。

產業醫科大學的田中良哉教授於二〇〇九年進行的「RRR實驗」中，受試對象是以胺基甲基葉酸和生物製劑類克（Remicade）投藥治療後維持半年緩解狀態的患者。實驗內容是讓這群患者停止使用類克，結果這群僅服用胺基甲基葉酸的患者當中，有五成仍維持在緩解狀態。

此外，從許多臨床實驗的結果顯示，長期維持緩解後即使中止所有治療，仍有百分之二十～四十的人可以繼續維持緩解狀態，也可說是獲得了完全治癒。

因此，**為了能透過藥物達到前述狀態，要盡可能在疾病初期就展開治療，而快速達成緩解也至關重要**。

儘管百分之二十～四十的比例乍看之下可能會讓人感到困惑，但無論罹患何種疾病，當中完全停藥後還有百分之二十～四十的人能夠維持正常生活，已經是相當令人驚喜的成果，更別說是自體免疫疾病了。

抗風濕藥物的驚人進展！也有一個月內就見效的藥物

接下來，就讓我向各位詳細介紹類風濕性關節炎治療過程中使用的藥物。

抗風濕藥物在這十年間有著驚人的進展。

抗風濕藥物在全球的典範轉移下，出現了**第一線治療藥物「胺基甲基葉酸」（Methotrexate）和生物製劑「類克」（Remicade，通用名：infliximab）**，這部分我在65頁已經談過。

事實上，之後也有陸續出現許多卓越的抗風濕新藥，搭配使用下來，也能具有抑制類風濕性關節炎的良好效果。

而且其**一大優點是：短期內就看得到效果**。

許多臨床實驗結果顯示，所有的抗風濕藥物在使用上平均來說，「約一～三個月就能發揮效果」，有些甚至在一個月內就能見效。

抗風濕藥物中的標準治療藥物「胺基甲基葉酸」

目前在治療類風濕性關節炎時，主要使用的藥物大致如75頁表中區分成幾種類型。事實上，光是專門用藥中例如抗風濕藥物（DMARDs）就有好幾種，但因過於艱澀的專業內容閱讀不易，本書在此做出簡明易懂的分類，讓每一位讀者都能參考應用。

如今，類風濕性關節炎的第一線治療藥物是抗風濕藥物中的國際標準藥物：**「胺基甲基葉酸」（Methotrexate）**。胺基甲基葉酸也是超過百分之七十歐美國家的類風濕性關節炎患者所服用的抗風濕藥物。

若將這種藥物以在治療類風濕性關節炎的劑量提高一百倍，也會具有「抗癌劑」的作用；而服用僅抗癌劑量百分之一的劑量，對於抑制風濕的異常免疫即有驚人的效果。

胺基甲基葉酸的主要作用在於抑制各種細胞分裂、增生時必需的葉酸的活動。

治療類風濕性關節炎的主要用藥

抗風濕藥物（DMARDs）	針對引發類風濕性關節炎的「免疫異常」，具有抑制病程發展的效果。目前類風濕性關節炎的第一線治療藥物就是這種抗風濕藥物。建議診斷出風濕後，疾病初期即可使用，可合併使用 JAK 抑制劑，在疼痛好轉前也可併用消炎鎮痛藥。 **第一線治療藥物 滅殺除癌錠（至善錠）** 通用名：**胺基甲基葉酸** 標的：**抗原呈遞細胞～T 細胞** 投藥途徑：**口服** 1 個月估計藥費（假定保險負擔 3 成）：**約 2,000 日圓** 用藥禁忌：**懷孕與哺乳中婦女**
生物製劑	可以阻礙引起炎症的物質（發炎性細胞激素）IL-6 和 TNFα 作用，能抑制關節破壞。 ※ 詳見 83 頁表格
JAK 抑制劑	相較於抗風濕藥物和生物製劑在「細胞外」作用，JAK 抑制劑則是在「細胞內」作用，抑制誘發炎症的物質（發炎性細胞激素）生成。
消炎鎮痛藥（NSAIDs）	非類固醇消炎鎮痛藥可以用來緩和關節腫脹、疼痛。藥效雖快速，卻無法在根本上治療類風濕性關節炎和炎症。有些長時間關節腫脹、疼痛的患者會持續服用消炎鎮痛藥，但仍須注意副作用（胃潰瘍或十二指腸潰瘍等）。
類固醇藥物	在抑制炎症造成的疼痛、腫脹上具有強大的效果，過去有些患者會在已經使用抗風濕藥物、生物製劑、JAK 抑制劑的根本治療發揮效果前服用，但因服用後一定會出現副作用，現在已經極少使用了。
其他藥劑	例如透過在關節注射高分子量玻尿酸製劑等，補充關節構成成分。

如此一來，**關節中異常活躍的滑膜細胞（滑液膜纖維母細胞），以及最具代表性的免疫細胞T細胞的增殖、活動皆會受到控制**；另一方面也能**抑制發炎性細胞激素IL-6（Interleukin 6，白細胞介素－6）這類物質的生成**。

因此，不僅**緩和了關節的發炎症狀，同時也能防止骨骼、軟骨遭到進一步破壞**。

過往使用的藥物中，淨是「幾乎無效的藥」，就算在短時間能發揮效果，但很快地第二次就會無效（產生耐藥性）了。

然而，胺基甲基葉酸即使持續使用，也幾乎不會發生二次無效的情況，**可以維持更長的藥效，費用也很平價**。基於這一點，胺基甲基葉酸也被視為類風濕性關節炎治療中最關鍵的藥物，更被稱做「核心藥物」（anchor drug）。

其實也有其他的抗風濕藥物，只是那些藥至少需二～三個月才能看到效果；相較之下，**胺基甲基葉酸的一大特色就是最快在一個月內即可見效，慢的話約需二個月**。

不過，在初診患者當中，也會出現在治療期間難以忍受疼痛的情況。因此在等待胺基甲基葉酸發揮作用前，不妨可以併用消炎鎮痛藥。

而且研究也已證實，生物製劑JAK抑制劑和胺基甲基葉酸併用可以提升治療效果。並不是1＋1＝2，而會是3或4的加乘效應。

我認為目前並沒有在有效、安全與價格上能夠超越胺基甲基葉酸的藥物。

服藥頻率上，只需每週一次。

當次服藥量3錠（6 mg）或4錠（8 mg）。

如果希望加強藥效，理論上最多可以增量至8錠（16 mg），不過若是就日本人的體型而言，實際上的最大耐受量是6錠（12 mg）。

有副作用嗎？哪些人不用藥比較好？

儘管胺基甲基葉酸是類風濕性關節炎第一線治療藥物，也並非沒有副作用。持續用藥會抑制體內葉酸的作用，可能導致口腔炎或肝功能障礙。胺基甲基葉酸用量較多時，**為了避免副作用，通常會和葉酸錠劑合併使用**。

對於胺基甲基葉酸過敏可能造成的副作用，包括淋巴增殖性疾病（骨髓功能障礙）

和間質性肺炎等，因此應該盡可能和醫生保持緊密溝通，避免類似情況發生。

而對於希望懷孕的女性來說，必須在**備孕前三個月停止服藥**。此外，由於這是會抑制胎兒和母親必需營養素葉酸的藥物，**在產後及哺乳期間也不宜用藥**。

關於這一點，不但和患者直接相關，也攸關於整個家庭的未來，建議與伴侶慎重討論後再決定。

然後，由包含醫生在內的全體相關人員在了解了類風濕性關節炎的實際治療方針之後，做出最好的選擇。

生物製劑與JAK抑制劑展現1+1=3或4的加乘效應

生物製劑這一類的藥物，可以**精準地干擾IL-6、TNFα等引發炎症的物質（發炎性細胞激素）作用，同時抑制關節破壞**。

也有其他的生物製劑，可以在免疫系統內產生發炎性細胞激素前，透過控制免疫細胞T細胞的活動，抑制IL-6、TNFα變得失序過剩的問題。

JAK抑制劑這類藥物的效果也堪比生物製劑，可以**干擾發炎性細胞激素IL-6的作用，並抑制後續的關節破壞**。

總之，胺基甲基葉酸都是極富針對性且能提高治療效果的藥物（詳見83頁表格）。

四～五成的人合併用藥後達到治癒的狀態！

談到生物製劑，**唯有胺基甲基葉酸得以改善難以遏止的類風濕性關節炎症狀，還可能修復因骨面侵蝕而損壞的關節**。也有研究報告證實，該藥物的確具備這些足以顛覆一般大眾見解的功效。

大致來說，目前所有的抗風濕藥物平均都需要至少一～三個月才能發揮效果，相較之下，生物製劑在一個月內就見效的案例並不罕見。

因此在治療初期，搭配胺基甲基葉酸使用的情況相當多，其中又以**疾病活動度高，或是嚴重影響日常生活的患者最常合併用藥**。

而且能在剛發病的前六個月內、關節急速遭受破壞的期間（參考22頁），順利控制住類風濕關節炎的病情。

尤其是TNFα這類抑制發炎性細胞激素活動的藥物，以及抑制T細胞活動的藥物，一旦與胺基甲基葉酸合併使用，就能產生巨大的「附加效果」。

當然，就算搭配胺基甲基葉酸使用能抑制IL-6的生物製劑，比起單獨使用也能獲得多達1.5倍的「附加效果」。

可是換成**胺基甲基葉酸搭配能抑制TNFα的生物製劑這種組合，可就不只是1＋1＝2，甚至能達到3或4的效果**。

這是因為，胺基甲基葉酸已經具備抑制發炎性細胞激素IL-6的效果，一旦搭配其他作用機轉（mode of action, MoA）的藥物，就能一網打盡，全面控制類風濕性關節炎的進程。

日本的產業醫科大學、琦玉醫科大學、東京女子醫科大學這三所大學於二〇〇七年共同進行的臨床實驗發現，那些**早期發現、早期治療的患者當中，透過合併使用胺基甲基葉酸和生物製劑，約有八成的人能有效達到緩解，或是恢復到低度疾病活動度的狀態，類風濕性關節炎的病情出現明顯好轉**。

實驗結果也指出，達到緩解與低度疾病活動度兩者約莫各占五成，這表示有**四～五**

成的患者透過抗風濕藥物達到了治癒類風濕性關節炎的狀態。

正確選擇適合自己藥物時須要注意的事

使用生物製劑期間與給藥頻率（進度）從「一週兩次」到「兩個月一次」不等，端視藥物種類而定。

至於**給藥途徑是皮下注射還是點滴，也會隨著不同的用藥各異**。原本生物製劑就非化學合成藥物，其成分來自生物科技製作的蛋白質藥物，因此對於肝臟或腎臟的副作用較小。

但也因為是抑制免疫作用的藥物，反倒須要注意結核、肺炎等感染症。若是不適合自己的體質，也會產生搔癢等過敏反應，甚至可能導致休克。

除此之外，自然也要同時評估前一節提到的作用機轉類型、經濟上的負擔和其他禁忌等等，然後盡快和醫生討論後選擇「適合自己的生物製劑」。

接下來要向各位介紹的ＪＡＫ抑制劑這類藥物，也和生物製劑擁有共通點。但是**就算藥物種類豐富、有著各式各樣的搭配組合，只要確實了解藥物相關資訊，就一定能掌握適合自己的治療方式**。

生物製劑 VS JAK 抑制劑

	常見名稱	抑制對象（標的）	給藥方式
生物製劑			
Remicade	英夫利西單抗	發炎性細胞激素（TNFα）	點滴
Enbrel	依那西普	發炎性細胞激素（TNFα）	注射
Humira	阿達木單抗	發炎性細胞激素（TNFα）	注射
Simponi	欣普尼	發炎性細胞激素（TNFα）	注射
Cimzia	欣膝亞	發炎性細胞激素（TNFα）	注射
Actemra	安挺樂	發炎性細胞激素（IL-6）	點滴／注射
Kevzara	沙利姆單抗	發炎性細胞激素（IL-6）	注射
Orencia	恩瑞舒	抗原呈遞細胞～T 細胞的活動	點滴／注射
JAK 抑制劑			
Xeljanz	捷抑炎	細胞內的訊息傳遞活動	口服
Olumiant	愛滅炎	細胞內的訊息傳遞活動	口服
Smyraf	施覓福	細胞內的訊息傳遞活動	口服
Rinvoq	銳虎	細胞內的訊息傳遞活動	口服

製表：2020 年 9 月

表中任何一種藥劑和胺基甲基葉酸合併使用，都比單獨使用來得更有效。對於想將胺基甲基葉酸減量或停藥的人，推薦的單獨用藥是 Actemra、Kevzara 和 JAK 抑制劑。懷孕的婦女可以使用 Enbrel 和 Cimzia。

在細胞中發揮作用的JAK抑制劑

JAK抑制劑這種類型的藥物，在效果上足可與生物製劑匹敵。

兩者間較大的差異在於針對類風濕性關節炎的作用機制。

胺基甲基葉酸和生物製劑是在「免疫細胞外部」作用。由於分子量較大，其作用機制是附著在細胞表面，干擾細胞外發炎性細胞激素的訊息傳遞活動，抑制IL-6、TNFα的表現。

相對的，**JAK抑制劑是在「免疫細胞內部」作用**。因分子量較小可以進入細胞，作用機制是干擾與發炎性細胞激素IL-6產生有關的訊息傳遞活動。

此外，**分子量較大的生物製劑只能透過皮下注射或點滴投藥**。而**JAK抑制劑因分子量小，可以錠劑的形式**供患者口服使用。

另一個差異點是，JAK抑制劑這種小分子化合物的安全用量範圍較小。

消炎鎮痛藥或類固醇藥物不是根本治療

在類風濕性關節炎的治療上，通常會使用非類固醇類消炎鎮痛藥。**非類固醇類消炎藥（消炎鎮痛藥）具有緩解關節腫脹、疼痛的功能**，也就是可以透過這類藥物來「止痛」。但因藥效快速，儘管不見得會出現副作用，持續用藥的過程中還是需要小心。

不過須要格外注意的是，這些藥物**無法根本治療類風濕性關節炎的發炎反應**。

當然，患者向醫生說明關節腫脹、疼痛的情況時，這可以在作為根本治療的抗風濕藥物發揮效果前使用。

或是在進行根本治療的階段，為了避免疼痛影響生活品質而使用。

這是為了讓患者透過使用胺基甲基葉酸、生物製劑、JAK抑制劑等藥物順利達到緩解及完治，必須在一定程度上減輕其患處的腫脹和疼痛，倘若勉強患者忍耐不適，反而會造成不好的影響。

但因仍有用藥風險，當疼痛的不適感消失，就可以考慮停藥。

類固醇藥物在抑制炎症所引發的疼痛、腫脹上具有強大的功效，也是患者在使用胺基甲基葉酸、生物製劑、JAK抑制劑進行根本治療並且發揮效果的三個月內，常見合併使用的藥物。

但是，**服用這類藥物肯定會出現副作用**。常見副作用包括糖尿病、全身性水腫、肺炎等感染症、骨質疏鬆、胃潰瘍和精神疾病等症狀，因此現在醫療上已經極力避免使用。除了無可避免的情況，**在類風濕性關節炎的治療過程中，務必和醫生溝通，讓類固醇藥物逐漸減量或停藥**。

而且這並不是根本治療，只是為了緩解疼痛讓關節活動順暢，此外也有在關節腔內注射玻尿酸的補充療法。

開始接受藥物療法並持續下去，絕對少不了家人的支持

在78頁，我們談到想懷孕的女性必須停止服用胺基甲基葉酸，這是必須先和伴侶及家人深入討論的重要事項。

而這也適用於本章所提到的所有藥物及治療。

在我的診所中，正式進入治療階段之前會請患者的家人陪同看診，然後我會和患者及其家人針對治療戰略交換意見，並做最後的確認。

前來診所的年輕女性患者很多，每個月約會有二千名前來就診，而若是已婚婦女，我會要求先生至少陪診一次，說明病情與治療方式。有些患者的子女或父母也會陪同前來。

我認為這對治療相當有幫助。

如果只是讓患者回家，自行向家人轉述我針對病情的說明，說不定會因為類風濕性關節炎這類自體免疫疾病「較難理解」，反而造成家人的誤解。以前還曾經聽過有家庭因此起了爭端，導致患者身心俱疲。

絕對要避免發生這種狀況。

當然，正如我先前所提到的，至少讓所有人能夠坐下來一次，**針對治療戰略交換意見並做出最後確認，這絕對有助於後續的治療**。

而且，**若能讓家人協助分擔家中的日常家務，也能打造出讓患者更安心調養治療的生活環境**。

三個月內達到緩解，沒有辭去工作的二十三歲女性

接下來要向各位介紹，透過藥物療法與家人協助達到良好治療成效的案例。

患者是一名擔任教保員的二十三歲女性。

她曾輾轉前往其他三所醫院及骨科就診，但類風濕性關節炎仍不見好轉，最後來到了我的診所。

經過詳細的檢查，發現病情已經來到骨面呈侵蝕狀態的第二階段中期。患處包括兩手的手指、手腕和肩部，都變得腫大、疼痛又僵硬，活動上十分不便。

而她也開始害怕獨自一個人搭電車，因為她不僅握不住車上的吊環，也沒辦法拿好手提袋……

她前來就診時也是由母親陪同。

她的母親曾對我說，她「要是繼續這樣下去，非得辭去工作不可」，所以每天都以淚洗面。

因此，我以胺基甲基葉酸和阿達木單抗，也就是最適合她的藥物組合快速強化治療。而且要求她**在做得到的情況下，盡可能保持日常生活的行動**。

以這名患者來說，她擔任教保員時須要彈鋼琴、摺紙、做些簡單的體操，也須要進行和本書PART 3「舒緩的伸展操」一樣的猜拳等活動，而她**日常生活的動作其實**

正是最強的復健運動。

整個治療過程在她母親的協助下得以順利進行，我也感受到其家人高度支援患者的心意。

之後再透過定期回診，評估患者的症狀是否確實獲得減輕。**「藥效發揮↓患處的腫脹、疼痛消除↓關節可以自由活動」像這樣，她的病情逐漸好轉，並於三個月內迎來緩解的狀態**。

如此一來，她自然也完全不須要辭去工作。

「終於可以好好將孩子抱進懷裡。」她當時說著這句話臉上綻放的笑容，至今仍縈繞在我的腦海裡。

PART

3

一天三分鐘！「舒緩的伸展操」有效擊退風濕

首度公開！根據容易出現症狀的不同部位，提供十一種預防關節或肌肉功能變得低下，同時能減緩炎症、疼痛、腫脹、僵硬症狀的「舒緩的伸展操」。

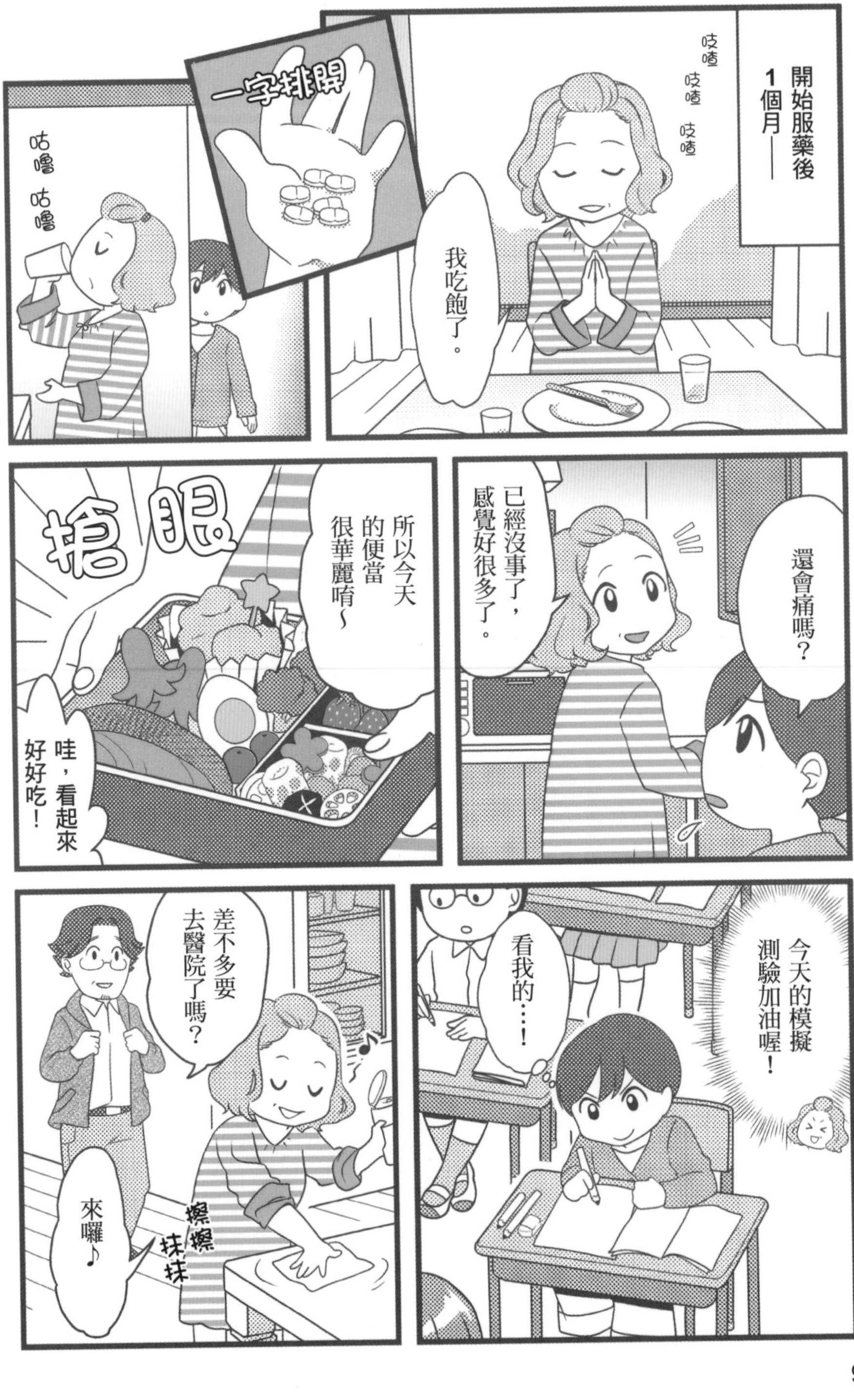
開始服藥後1個月——
吱喳 吱喳 吱喳
我吃飽了。
一字排開
咕嚕 咕嚕
還會痛嗎？
已經沒事了，感覺好很多了。
搶眼
所以今天的便當很華麗唷～
哇，看起來好好吃！
今天的模擬測驗加油喔！
看我的…！
差不多要去醫院了嗎？
擦擦 抹抹
來囉♪

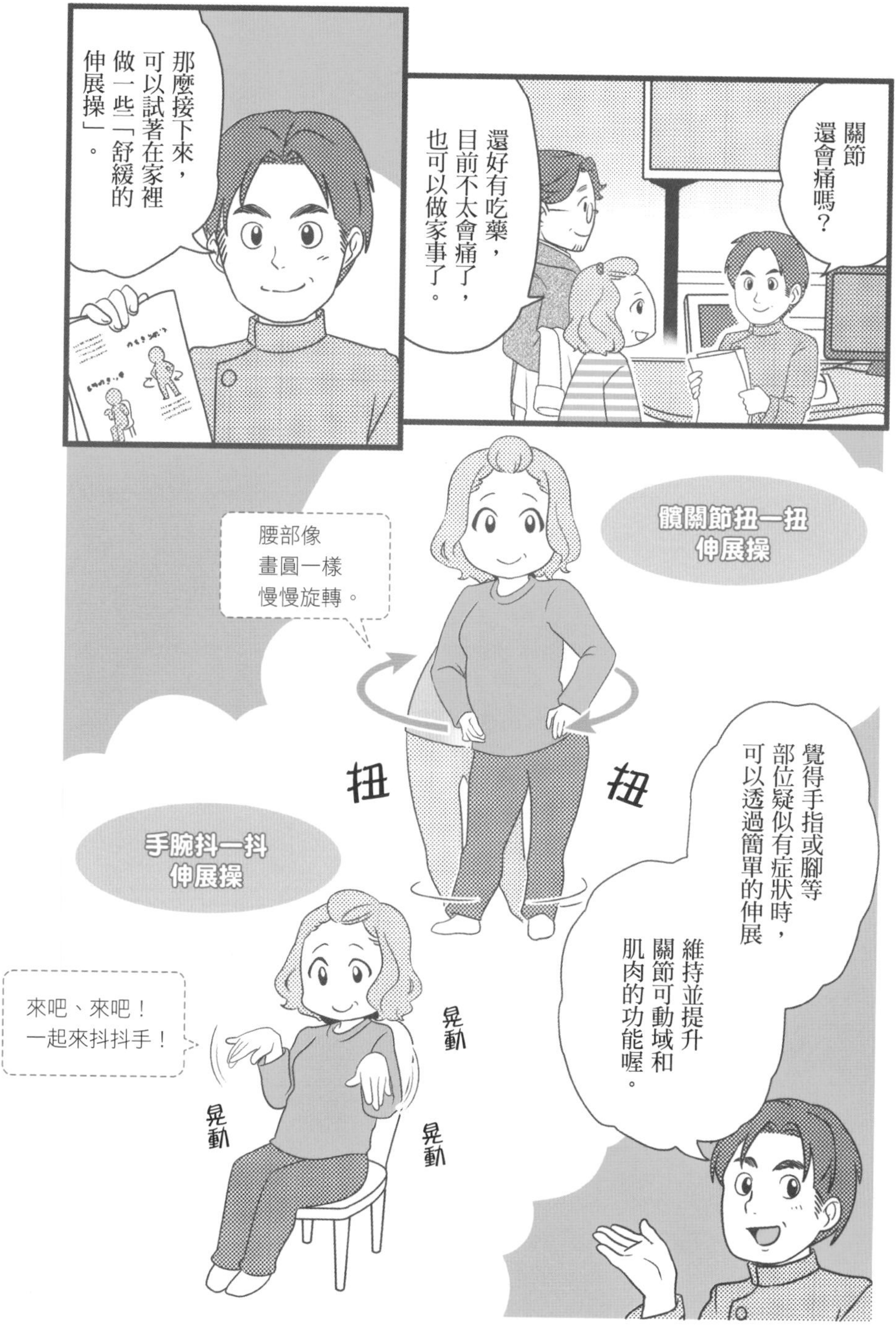

關節還會痛嗎？
還好有吃藥，目前不太會痛了，也可以做家事了。
那麼接下來，可以試著在家裡做一些「舒緩的伸展操」。
髖關節扭一扭伸展操
腰部像畫圓一樣慢慢旋轉。
扭
扭
覺得手指或腳等部位疑似有症狀時，可以透過簡單的伸展維持並提升關節可動域和肌肉的功能喔。
手腕抖一抖伸展操
來吧、來吧！一起來抖抖手！
晃動
晃動
晃動

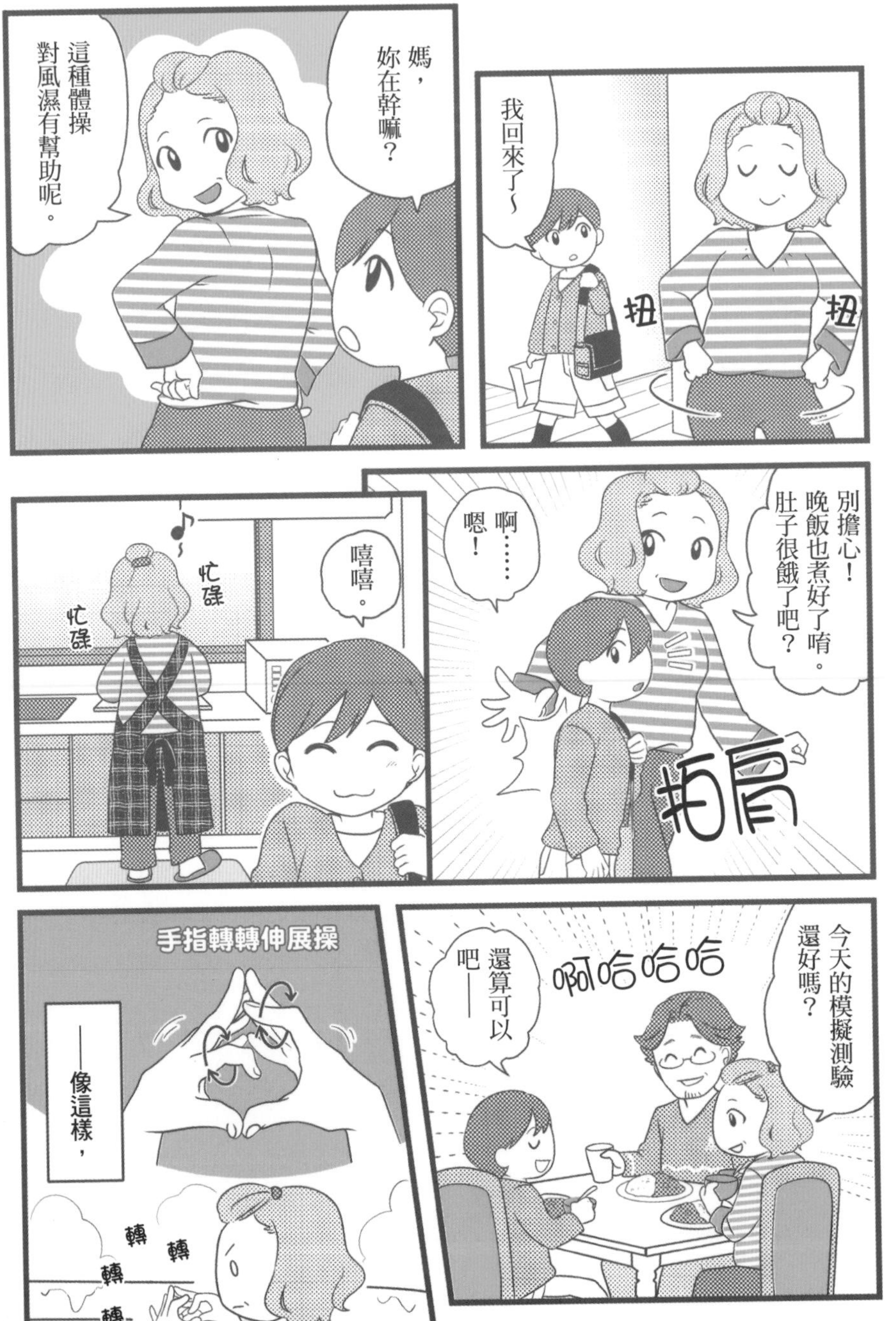
我回來了~
扭
扭
媽，妳在幹嘛？
這種體操對風濕有幫助呢。
別擔心！晚飯也煮好了唷。肚子很餓了吧？
啊……嗯！
拍肩
嘻嘻。
忙碌
忙碌
今天的模擬測驗還好嗎？
還算可以吧——
啊哈哈哈
手指轉轉伸展操
——像這樣，
轉
轉
轉
轉

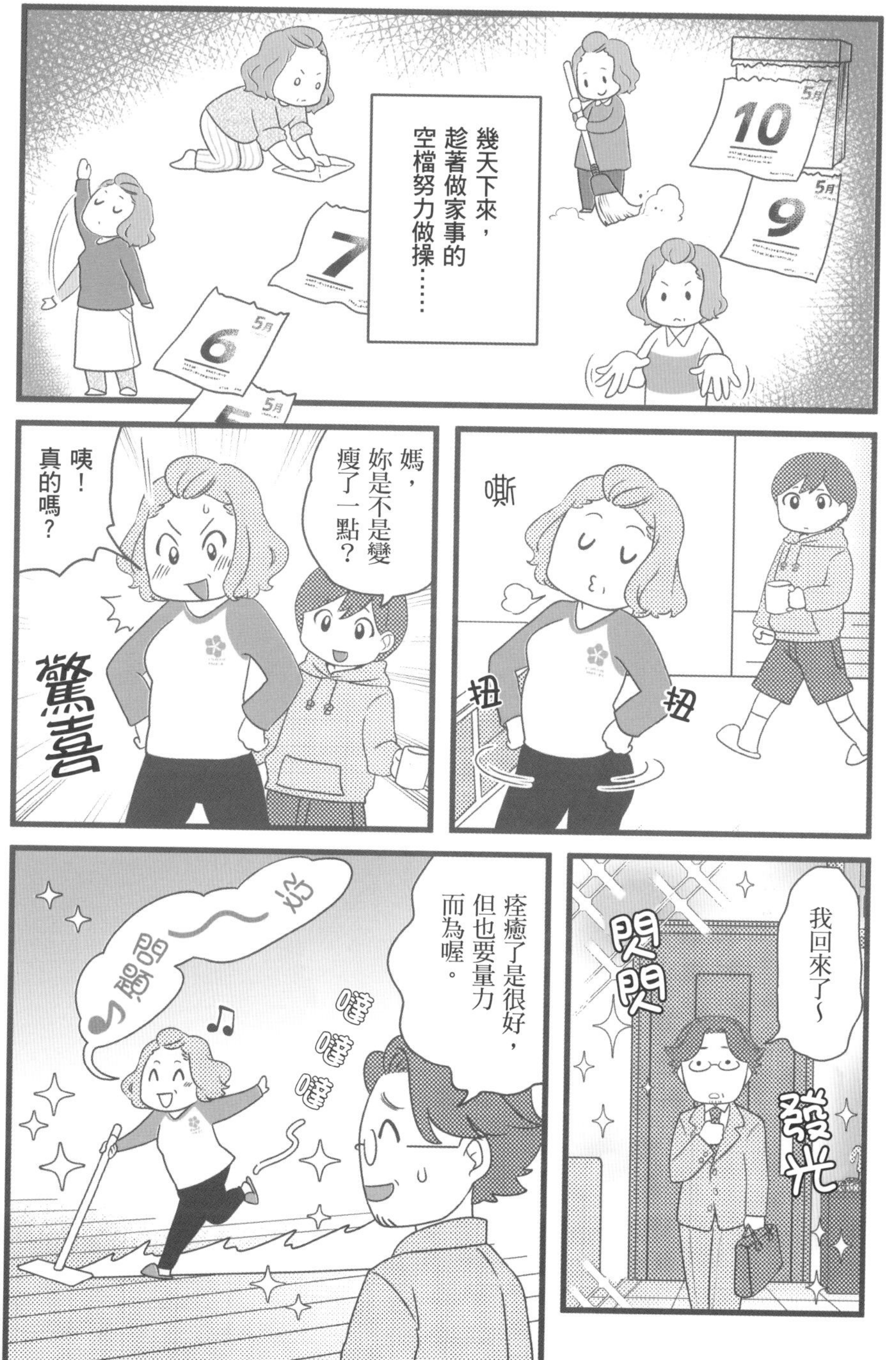
幾天下來，
趁著做家事的
空檔努力做操……
嘶
扭
扭
媽，妳是不是變瘦了一點？
咦！真的嗎？
驚喜
閃閃
我回來了～
發光
痊癒了是很好，但也要量力而為喔。
嗒嗒嗒
♪蹦蹦～～跳

透過簡單輕鬆的伸展，預防關節、肌肉功能退化

一旦罹患類風濕性關節炎，在疼痛、腫脹、僵硬等症狀的影響下，關節活動起來就會變得很不靈活。

但是如果完全不活動，關節活動範圍（可動域）會逐漸變得狹窄，活動關節的肌肉群也會出現功能低下或萎縮的現象。

為了避免這樣的情況，**在風濕發病的初期階段，最重要的就是要在自己能夠承受的範圍內持續活動關節**。

但即便如此還是存在一個問題。

我以手指出現症狀的患者來舉例說明。

首先，對於剛發病、處在早期階段的患者來說，**透過做家事、工作或興趣讓手指繼續活動是「最適當的運動療法」**，但是對於病情已經進展到某種程度的患者來說，無法

順利活動的例子也不少。

此外，若發病部位是在平常幾乎不太會活動到的關節，光是一些日常生活的動作，是很難有效緩解或改善病情的。

類風濕性關節炎是一種會因每個人出現症狀部位不同而異的疾病。

如果是手指出現症狀，還可以藉由做家事等活動來進行手指的運動療法，但**當患處是日常生活中幾乎不會活動到的關節，那也就幾乎沒辦法在無意識間做運動治療**。

更進一步地說，在便利性逐漸提升的現代生活中，「不活動關節的危機」正朝著我們緊逼而來。

也正因為我們的身體活動容易受限於日常生活的動作，所以平常就要有意識地活動自己的關節。

畢竟人類的身體，尤其是被稱做運動器官的**「關節」「骨骼」「肌肉」等部位，都必須透過運動來維持正常功能運作和新陳代謝**，所以一定要記住活動關節的重要性。

考量到各種治療面向，我想要推薦給各位的是這一章的重點：「舒緩的伸展操」。

安全又容易操作，效果立現

關節是骨與骨之間「連接的部位」。通過附著於骨格上的肌肉反覆收縮及舒張，骨與骨構成的關節得以穩定活動，我們也才能做出流暢的動作。

這也是體內大大小小關節的共通機制。

因此，為了讓因風濕發病的關節處能夠順利活動，**關鍵就在於維持並提升「關節的可動域」和「肌肉功能」**。

當我對患者如此說明之後，經常會聽到這樣的回答：「如果是這樣，我是不是做風濕體操就好了？」

沒錯，一直以來廣為民眾熟知的「風濕體操」，的確能夠為關節的可動域和肌肉功能帶來好處。

相信許多從醫生口中得知病情的類風濕性關節炎患者，肯定都聽過風濕體操。包括醫療相關機構發放的衛教手冊中、市面上販售的風濕相關書籍內容，連上網搜尋治療風濕的具體方法都能看得到這類體操。

日本這數十年以來，也就是在被稱作「治不好風濕」的時代中，一直不斷向民眾推廣這種風濕體操。

只不過這種**「流傳已久的風濕體操」對於關節的負荷較大，也出現了一些「炎症因此惡化」的案例**。如此一來，反而加重了患者的負擔。

而炎症惡化會直接加劇疼痛及腫脹等症狀，對於原本就承受風濕病痛的患者來說，無疑只是播下更多「煩惱的種子」。

事實上，我也從來到我診所就診的患者口中，聽到無數關於風濕體操的困惑和質疑。

因此，我決定趁著出版這本書的機會，首度公開這套「舒緩的伸展操」。

如同它的名稱一般，這套伸展操**極力排除了會造成關節負擔的缺點，同時保有維持、擴大關節可動域，以及維持且提升肌肉功能的優點**。

伸展操的內容也非常簡單。一種伸展操花費的時間最短十秒，長的也不過一分鐘。就算好幾種一起做，也不會超過三分鐘。

比起過去的風濕體操，不僅更為安全且容易操作，也能很快看到效果，是我相當有自信的運動療法。

我在實際治療過程中，也會向我的患者建議這套伸展操，並且獲得許多的確看見成效的回饋意見。

緩解炎症、疼痛、腫脹、僵硬

如同我在前一節提過的，「舒緩的伸展操」具有提升關節可動域和肌肉功能的作用，而許多實行伸展操的患者也覺得「動作變得比以前更靈活了」。

不過，「好的變化」可不只這些。

這套伸展操還能**抑制並緩解關節的疼痛、腫脹和僵硬的症狀**。

祕訣就在於考慮到不讓關節承受可能導致炎症惡化的負荷，同時確實活動鄰近的肌肉，讓關節充分屈伸也十分重要。

而如此一來，包覆整個關節的袋狀組織＝關節囊的內部壓力會產生適度變化，**進而排除堆積在關節囊的發炎物質和致痛物質**（見39頁）。

然後，經由關節內部壓力的升降變化，活化位於關節囊內側的滑膜作用，**改善遍布在滑膜及周圍肌肉上血管的血液循環，將發炎物質和致痛物質回收至血液裡**。

像這樣藉由一連串的作用機制，將炎症、疼痛、腫脹、僵硬等症狀一步步導向抑制及緩解的狀態。

這不僅僅是在關節構造上的好轉，也能讓患者心理上出現好轉。

我希望盡自己所能讓更多人都能受惠於這樣的成果。這套伸展操中，也準備了針對容易出現風濕症狀的主要關節的各種伸展操（參考103頁的一覽表），請各位務必一試。

實行「舒緩的伸展操」要遵守的訣竅

在說明「舒緩的伸展操」的具體步驟之前，還有一點想傳達給各位讀者。並不是什麼困難的訣竅，而是要讓伸展操真正幫助到身體所必須知道的事。

做各種伸展操前的重點可以參考接下來的內容，在此先列出其中共通的五個訣竅。

①感到疼痛時不要做操，等症狀好轉到一定程度後，再於不勉強自己的範圍內進行。

②不要努力過頭，動作要不疾不徐，也不用刻意使力。

③實行多種伸展操時，可以趁空檔做個深呼吸讓自己放鬆。

④不建議的做操時間：「夜晚入浴後～就寢前」和「早上剛起床時」。

⑤如果做基本動作時會感到疼痛，可以試著讓關節活動範圍只到「出現疼痛感前」為止。

各位準備好了嗎？接下來不妨透過下一頁的一覽表，挑選適合自己的「舒緩的伸展操」，然後實際操作看看吧。

〔舒緩的伸展操一覽表〕

找出你出現症狀的部位，開始實行「舒緩的伸展操」吧！

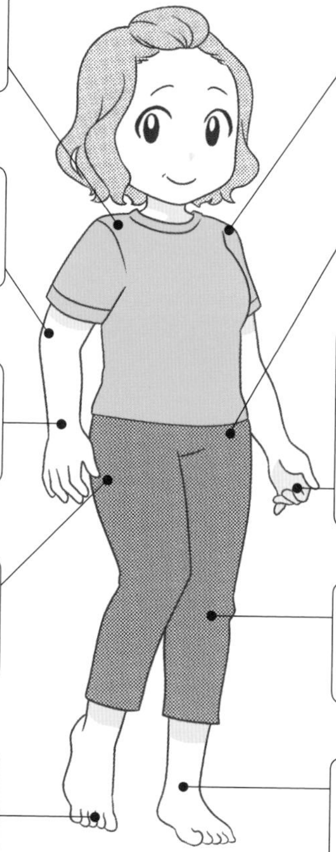

針對上半身的症狀
肩胛骨後收操
→ 109 頁

針對手肘的症狀
手肘彎曲操
→ 107 頁

針對手腕的症狀
手腕擺動操
→ 106 頁

針對下半身的症狀
抬臀操
→ 114 頁

針對腳趾的症狀
腳趾抓毛巾操
→ 110 頁

針對肩膀的症狀
肩膀～手肘的鐘擺操
→ 108 頁

針對髖關節的症狀
髖關節扭扭操
→ 113 頁

針對手指的症狀
剪刀石頭布猜拳操
→ 104 頁
手指轉轉操
→ 105 頁

針對膝蓋的症狀
膝關節彎曲操
→ 112 頁

針對腳踝的症狀
腳踝擺動操
→ 111 頁

|注意|
雖然每一種伸展操都會在介紹頁面註明建議回數，但若感到不適，也不須要勉強繼續做下去。如果做不完一輪，可以分批在早上和晚上做完。總之務必要讓身體獲得充分的休息後再做操。

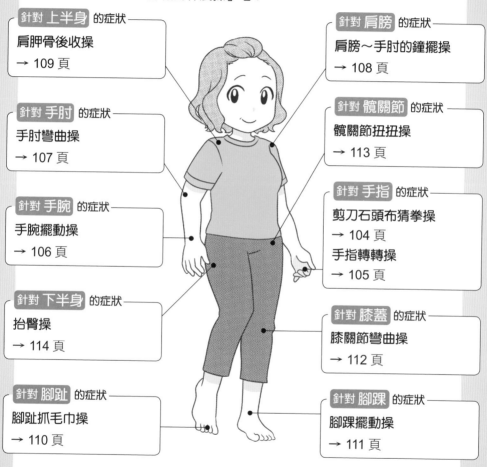

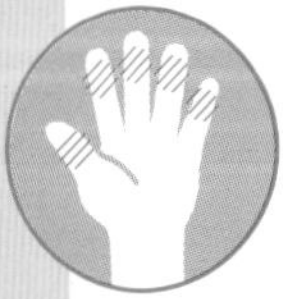

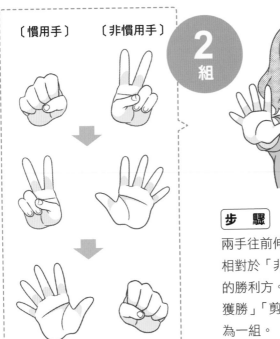

剪刀石頭布猜拳操

手指關節和周圍肌肉等部位
都可以獲得伸展的效果。

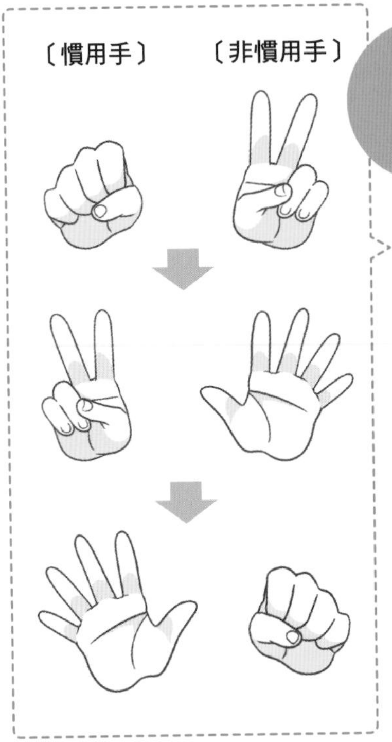

2
組

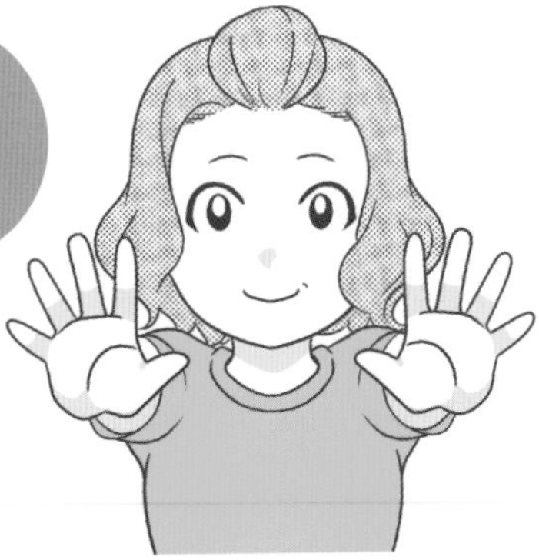

步　驟

兩手往前伸出，讓「慣用手」相對於「非慣用手」都是猜拳的勝利方。慣用手做完「拳頭獲勝」「剪刀獲勝」「布獲勝」為一組。

POINT

左右手「猜拳出一樣的動作」時，指關節有時會使出額外的力氣。因此訣竅是猜拳時稍作思考，動作放緩，避免讓關節承受多餘的負擔。

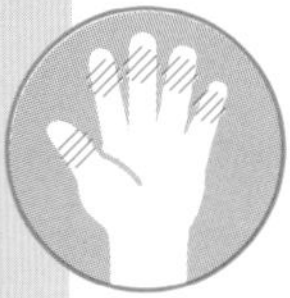

手指轉轉操

以指頭微小的動作進行訓練。連一開始轉動不靈活的手指，反覆練習後也愈來愈流暢。

步　驟

兩手的手指指腹彼此貼合，依照拇指、食指、中指、無名指、小指的順序，在左右手指不打架的情況下轉圈。每一對手指分別往右、往左各轉「三圈」，然後再換下一對手指。

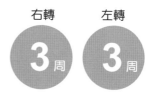

右轉 3周　左轉 3周

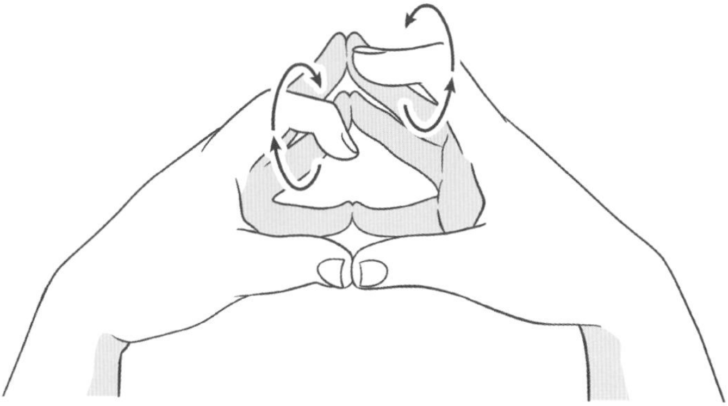

POINT

如同「剪刀石頭布猜拳操」，也是不讓指關節產生多於負擔、有助於維持可動域的伸展。只是這種伸展的動作比較細膩，須要稍微花點時間才能掌握「升級後版本」。

由於能夠轉換心情，建議可在泡澡、做家事空檔，或是看電視等閒暇時間進行。

手腕擺動操

盡可能在不使力的情況下，
讓手腕上下大幅擺動。

上下擺動

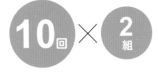

10回 × 2組

步驟

兩手的手腕往前水平抬起，然後兩手的腕關節反覆上彎下彎。

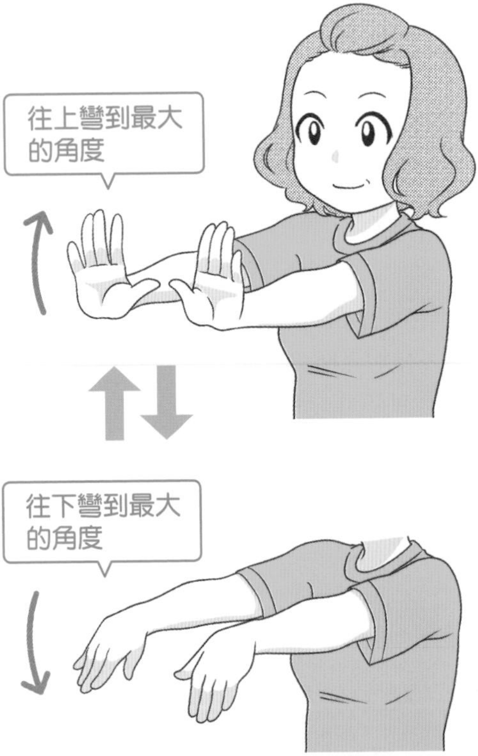

POINT

做操時想像擴大腕骨和手背上「最接近手腕的骨骼」之間部位的畫面，效果會更好。
手腕水平抬起時若感到「怎麼樣都不舒服」「覺得累」「手腕的肌肉繃太緊」等不適感，可以曲起手肘，或是直接放下手臂也 OK。

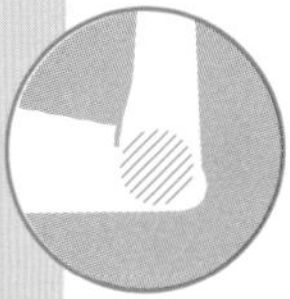

手肘彎曲操

想像分離肘關節中骨與骨並擴大該部位的畫面，效果會更好。

步　驟

1 一側的手臂上舉，從肘關節彎向頭部後方垂下。另一隻手伸過來握住垂在頭後方這隻手的手腕。

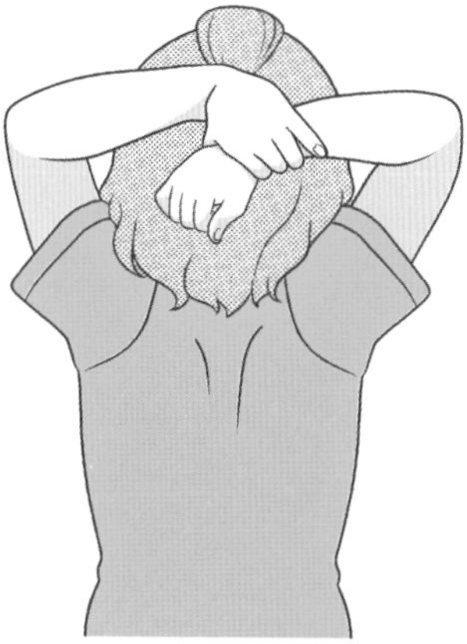

2 握住手腕的手往下拉伸，讓肘關節呈最大彎曲狀態並保持同樣的姿勢。另一隻手也維持不動。

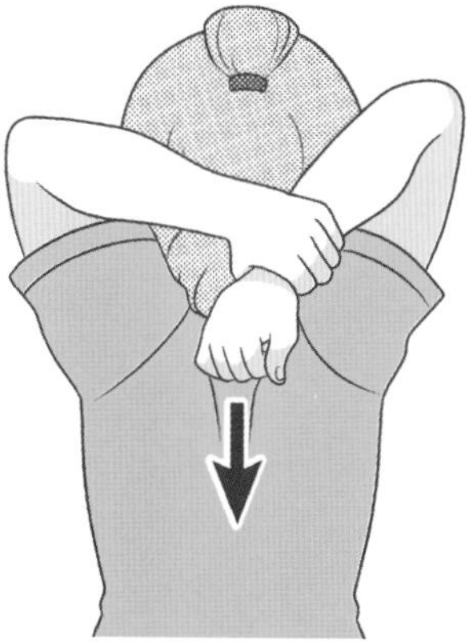

維持在最大彎曲狀態

左右各停

10秒

POINT

這個伸展可以幫助肩關節活動和恢復手臂肌力，也有助於可動域的維持及擴大。

如果因為五十肩、四十肩手臂無法上舉，垂下手臂也沒關係（但對肩關節就會沒有作用）。

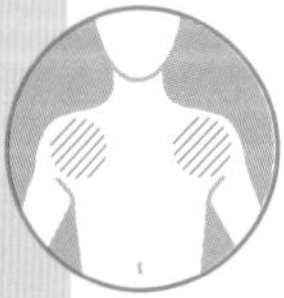

肩～手臂的鐘擺操

手臂不要出力，盡可能運用手臂重量、離心力、重力等來進行。

步　驟

1 站立狀態下，盡可能保持良好站姿，手臂緩緩地前後大幅度擺盪。前後擺盪時，手臂若能抬高到與地面平行是較為理想的。

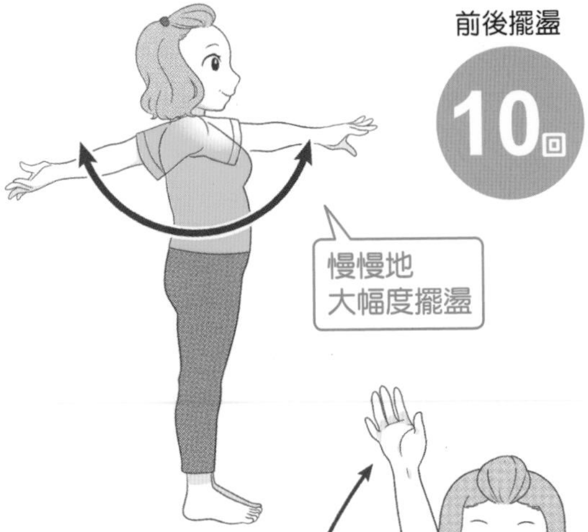

2 和 1 的操作要領一樣，在體側讓手臂反覆「舉起」「垂下」。另一側也是同樣的做法。

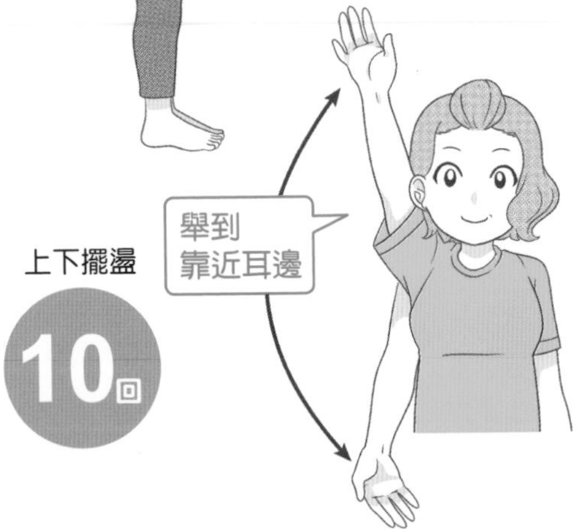

POINT

如同鐘擺般擺動手臂，可以維持肩關節周圍的可動域，讓肩～手臂這一帶的肌肉恢復彈性，也有預防功能低下的效果。
所謂肩關節，原本就是可動域相當大的關節。因此要盡可能避免讓這種較大的可自然活動範圍因疾病變得狹窄。

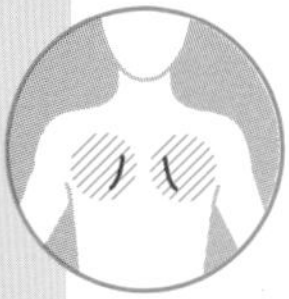

肩胛骨後收操

想像背上有一對巨大的翅膀（左右側肩胛骨）正緩慢地移動，就像是鳥飛行時的畫面。

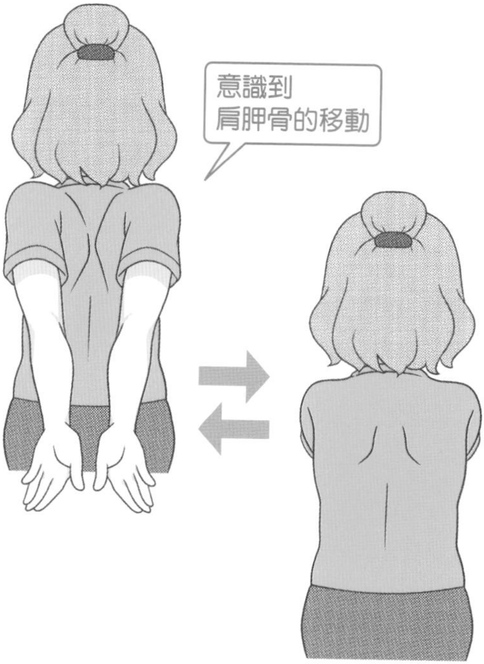

前後

10回 × 2組

步　驟

兩側手臂同時「往後方拉伸」「再回到前方」，讓左右兩側的肩胛骨緩慢重複「靠近」「分開」的動作。

POINT

這種伸展操可以讓軀體前方的胸部自然地往外擴張，放鬆上半身「僵硬的肌肉」。

但更重要的是，必須意識到肩胛骨的移動。肩胛骨本身雖不是關節，卻是由兩側手臂骨、鎖骨、肋骨等多種關節所構成。活動肩胛骨有助於維持上半身這些關節的可動域。

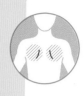

腳趾抓毛巾操

讓平常幾乎很少意識到動作的腳趾進行充分伸展。

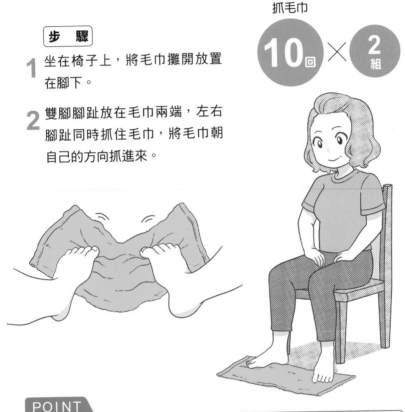

抓毛巾

10回 × 2組

步　驟

1 坐在椅子上，將毛巾攤開放置在腳下。

2 雙腳腳趾放在毛巾兩端，左右腳趾同時抓住毛巾，將毛巾朝自己的方向抓進來。

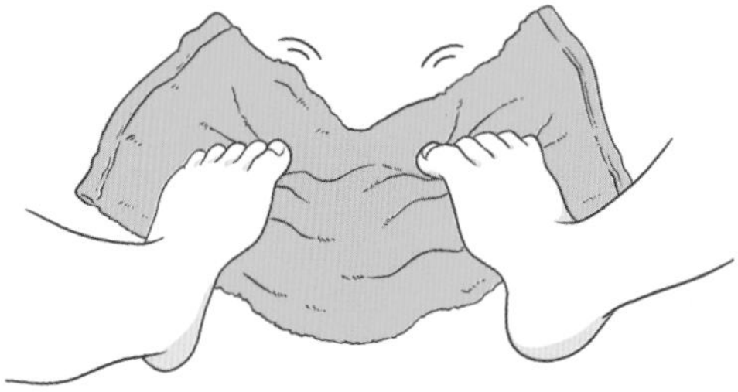

POINT

透過抓毛巾的動作，充分伸展腳趾。
不僅可以維持腳趾的關節可動域，也能維持周圍肌肉功能，效果相當好。
現代人幾乎不打赤腳，導致日常生活中活動腳趾的機會大為減少，所以各位不妨有機會時就多多實行。

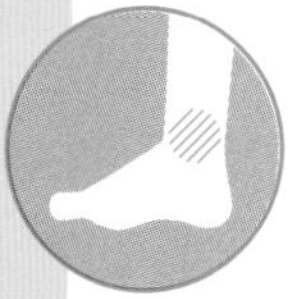

腳踝擺動操

盡量利用重力和離心力擺動腳踝，擴大腳踝的關節（足踝關節）的空間

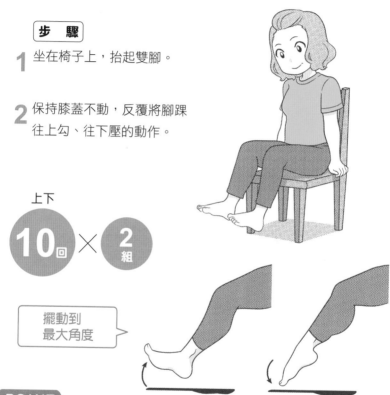

步　驟

1 坐在椅子上，抬起雙腳。

2 保持膝蓋不動，反覆將腳踝往上勾、往下壓的動作。

上下

10回 × 2組

擺動到
最大角度

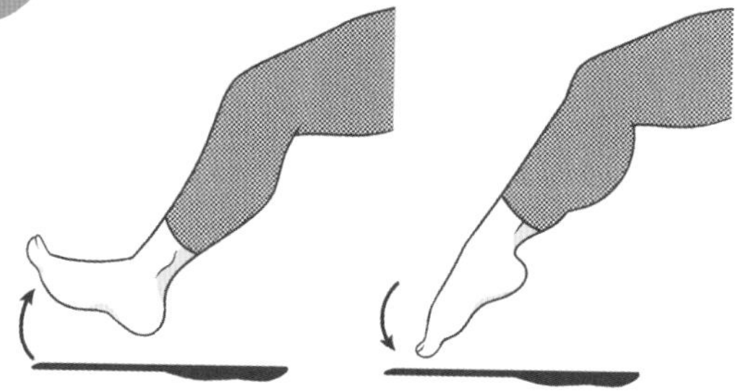

POINT

想像著擴大小腿骨和腳背這些「離腳踝最近部位」骨骼間隙的畫面。

這種伸展操對於被稱作「第二心臟」的小腿肚肌肉來說具有按摩的效果，因此可以促進全身的血液循環，伸展下來也能有效緩解疼痛和疲勞。

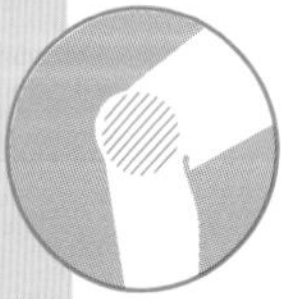

膝蓋彎曲操

像是要讓膝關節的骨與骨間分離、擴大骨骼間隙般來進行會更有效果。

步　驟

1 站在牆壁或椅子等手可以扶靠的物體前，雙腳打開至肩寬，彎曲一側的膝蓋，同一側的手抓住腳踝。

2 抓住腳踝的手往身體方向拉，讓膝蓋保持在最大彎曲狀態。另一側也是同樣的做法。

左右各停 **10秒**

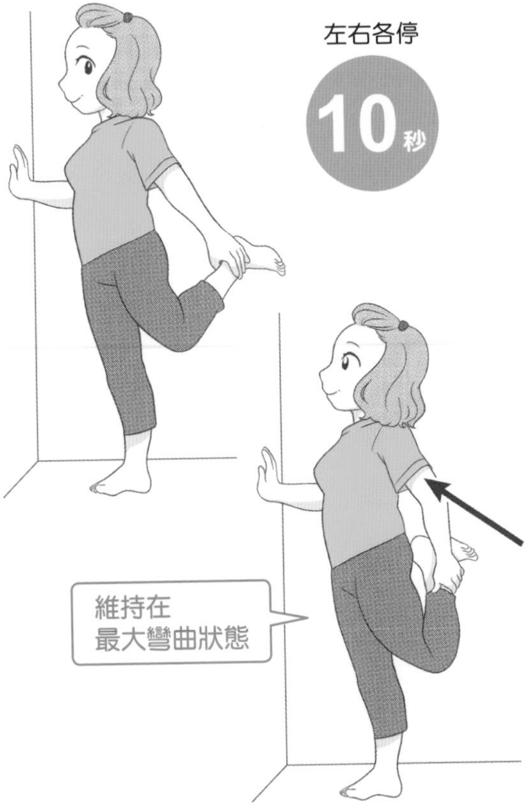

POINT

這種伸展操可以恢復大腿肌肉，也有助於維持、擴大膝關節可動域。
若身體會感到不穩或搖晃，也可以採取同樣的步驟躺在地上進行，但要注意強度較高會有引發不適的可能性。

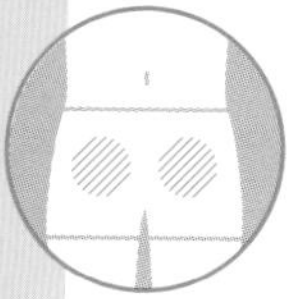

髖關節扭扭操

像搖呼拉圈一樣，緩慢地活動髖關節。

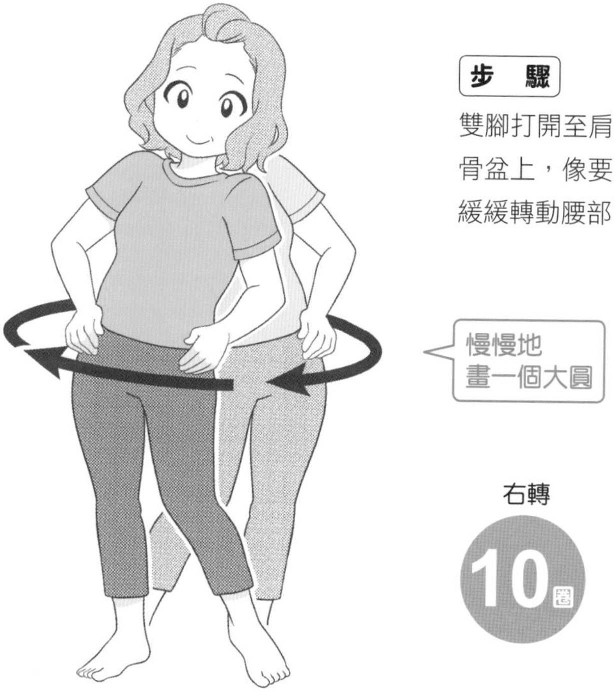

步 驟

雙腳打開至肩寬，兩手放在骨盆上，像要畫一個大圓般緩緩轉動腰部。

右轉 10圈　左轉 10圈

POINT

髖關節和肩關節一樣，都是可動域相當大的關節，而且還是人體最大的關節。不妨透過畫大圓的伸展，隨時留意維持可動域。轉動髖關節也可以針對具有「主角級」貢獻的內旋肌群（骨盤前下方～大腿內側、後側一帶的肌肉群）進行適度刺激，並經由傳導恢復功能，讓髖關節活動更加順暢。

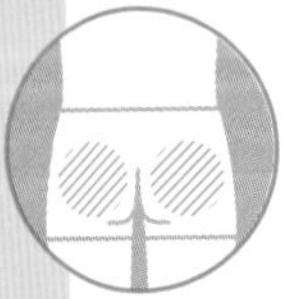

抬臀操

對抗重力抬起腰臀，針對下半身肌肉進行「小型肌力訓練」。

步　驟

1 呈仰躺狀態，兩手放在身體兩側，膝蓋稍微曲起。

2 將腰臀緩緩往上抬升，抬升約 10 cm 高後在原處稍微停留，然後腰臀緩緩下移，像這樣反覆進行「抬升」「下移」的動作。

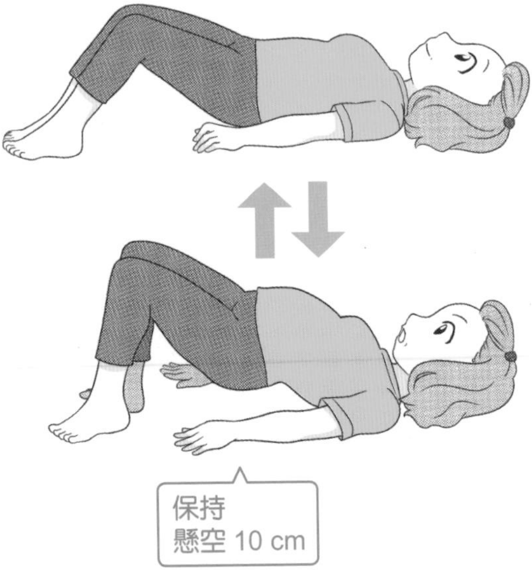

10回 × 2組

POINT

進行這種伸展，可以刺激軀幹上圍繞髖關節的好幾種大肌肉群。具體來說，「髖關節扭扭操」可以在內旋肌群之外，刺激諸如臀上重疊的大殿肌和中殿肌，還有腹部前方～髖關節前方的腸腰肌等肌群。這些肌肉都和髖關節關係緊密，也有助於提升髖關節動作的協調性與穩定度。

「舒緩的伸展操」搭配用藥是歪打正著？

使用抗風濕藥物治療的同時，搭配實行「舒緩的伸展操」，可以大幅提高將關節及鄰近肌肉導向更好狀態的可能性。

剛開始做操時，伸展動作不見得能做得很流暢。

不過習慣之後，就算是**剛出現類風濕性關節炎症狀的人也可以很快上手**。

即使是症狀已進行一段時間的患者，當中也有不少人能順利完成伸展操。

事實上，這恰恰代表了「目前的用藥治療進行得很順利」。

因此反過來說，如果**治療很久卻還是做不了「舒緩的伸展操」**，不妨回過頭檢視自己**「目前接受的藥物治療進展還順利嗎」**？

另一方面，如果持續做伸展操，而且每個動作都愈來愈順手，不僅代表藥物治療順利，「『舒緩的伸展操』也會帶來加乘效應」。

而且，當自己感受到關節和肌肉逐漸好轉，這種持續且切身的「成功體驗」會讓自己活得更有自信，加乘效應的效果也會更為顯著。

「五十肩改善了」「駝背也治好了」

做完「舒緩的伸展操」後，我診所中的患者給了我各式各樣的回饋。

當然，幾乎都是對類風濕性關節炎帶來正面影響的好評價。也有患者驚喜地對我說帶給了身體「出乎意料的好效果」。

如本章開頭的漫畫中孩子問母親「是不是變瘦了？」就是我遇到的實際案例。而**這種「歪打正著」的情況其實並不少見**。

但若仔細思考「舒緩的伸展操」在身體的作用機制，也就不覺得意外了。

舉例來說，實行**「髖關節扭扭操」**或**「抬臂操」**的時候，腰椎～髖關節～大腿骨這一帶的腸腰肌及臀部的臀大肌和大中肌，在適度的刺激下會變得相當**緊實**。

還有許多好處：

● **「肩～手臂的鐘擺操」→預防及改善五十肩（四十肩）**

● **「腳趾抓毛巾操」→穩健步伐**

● **「肩胛骨後收操」→矯正駝背**

● **「剪刀石頭布猜拳操」和「手指轉轉操」→預防失智症、大腦活性化**

許多回診的患者都帶著笑容，開心地告訴我他們親身感受到的效果。

克服風濕性關節炎後改變人生的七十四歲女性

我在88頁曾談過一名二十三歲女性的就診過程。

但克服類風濕性關節炎的實際案例並不只限於年輕人。

在此想向各位介紹一個我印象相當深刻的案例，那是一名七十四歲的女性患者。

那名女性曾在另外兩間醫院接受治療，可是兩手的手指、膝蓋、腳踝的疼痛及腫脹遲遲不見好轉，於是她來到了我的診所。

事不宜遲，我趕緊為她進行了詳細的檢查和診療，結果發現骨面侵蝕、疾病活動度高等符合第二階段中期的症狀。因此我很快就對症下藥，採用對於那名女性最適合的藥物胺基甲基葉酸和恩瑞舒進行治療。

與此同時，我也指導患者進行類似「舒緩的伸展操」的運動療法（當時尚未完整規畫出「舒緩的伸展操」，在實行上略有差異，但作用機制是一樣的）。具體內容像是「剪刀石頭布猜拳操」「手指轉轉操」「髖關節扭扭操」「抬臂操」等，都和前面介紹的伸展操是一樣的。

因為患者本身就喜歡運動，所以也非常樂意繼續做操。

然後**半年之內，她兩手的手指、膝蓋、腳踝的疼痛及腫脹都消失了，而且達到了緩**

解的狀態。

故事還沒結束。

她當時對於攀登日本百名山很感興趣，後來我才從她口中得知，她**「這三年半成功登頂了一百座山，制霸了日本百岳」**。

這真的讓我大吃一驚。

到頭來，**緩解依舊是治療之路上的一站，而我認為，她正是戰勝類風濕性關節炎後，打開生命更多可能性的絕佳例子**。

PART

4

不讓疼痛惡化！建立十二個正確的生活習慣

只須稍微改變日常生活習慣，在克服棘手症狀時就能順風順水。都是些很輕鬆就能做到的事，現在就行動！

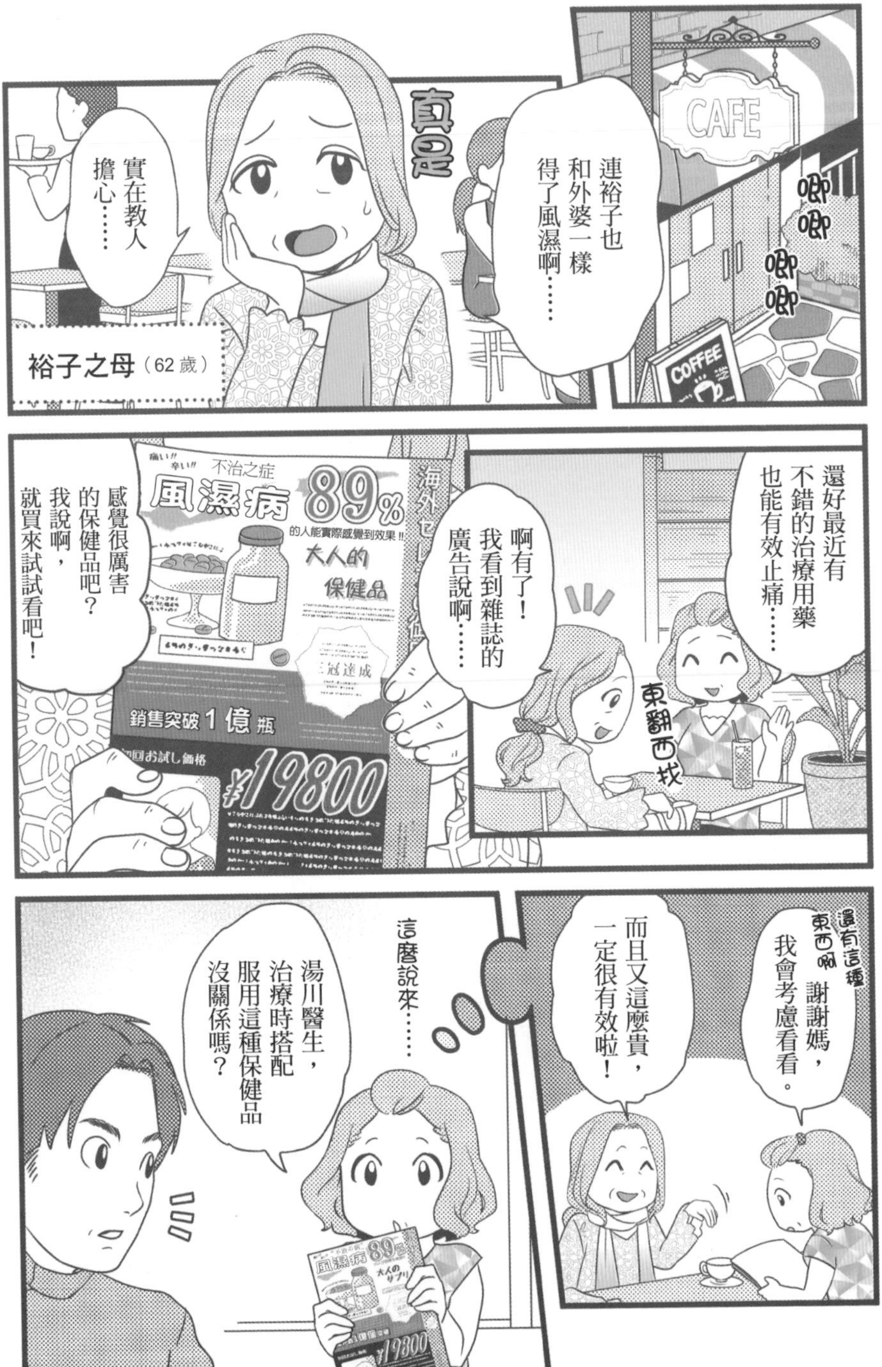
CAFE
嘟嘟
嘟嘟
COFFEE
連裕子也和外婆一樣得了風濕啊……
真是
實在教人擔心……
裕子之母（62歲）
還好最近有不錯的治療用藥也能有效止痛……
啊有了！我看到雜誌的廣告說啊……
東翻西找
痛い!! 辛い!!
不治之症
風濕病
89%
的人能實際感覺到效果!!
大人的保健品
三冠達成
銷售突破1億瓶
初回お試し価格
¥19800
感覺很厲害的保健品吧？我說啊，就買來試試看吧！
還有這種東西啊
謝謝媽，我會考慮看看。
而且又這麼貴，一定很有效啦！
這麼說來……
湯川醫生，治療時搭配服用這種保健品沒關係嗎？

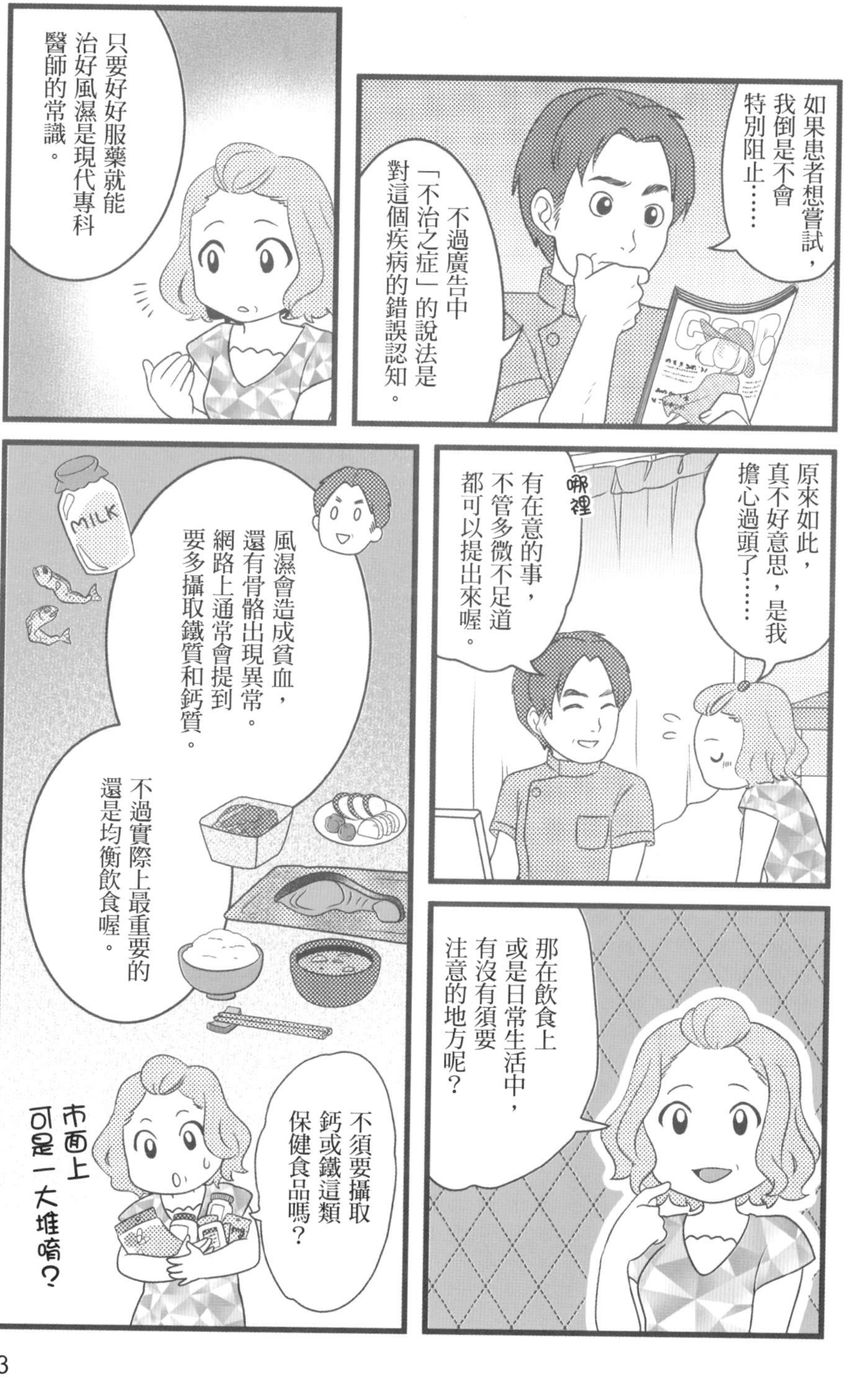
如果患者想嘗試，我倒是不會特別阻止……
不過廣告中「不治之症」的說法是對這個疾病的錯誤認知。
只要好好服藥就能治好風濕是現代專科醫師的常識。
原來如此，真不好意思，是我擔心過頭了……
哪裡
有在意的事，不管多微不足道都可以提出來喔。
那在飲食上或是日常生活中，有沒有須要注意的地方呢？
MILK
風濕會造成貧血，還有骨骼出現異常。網路上通常會提到要多攝取鐵質和鈣質。
不過實際上最重要的還是均衡飲食喔。
不須要攝取鈣或鐵這類保健食品嗎？
市面上可是一大堆唷？

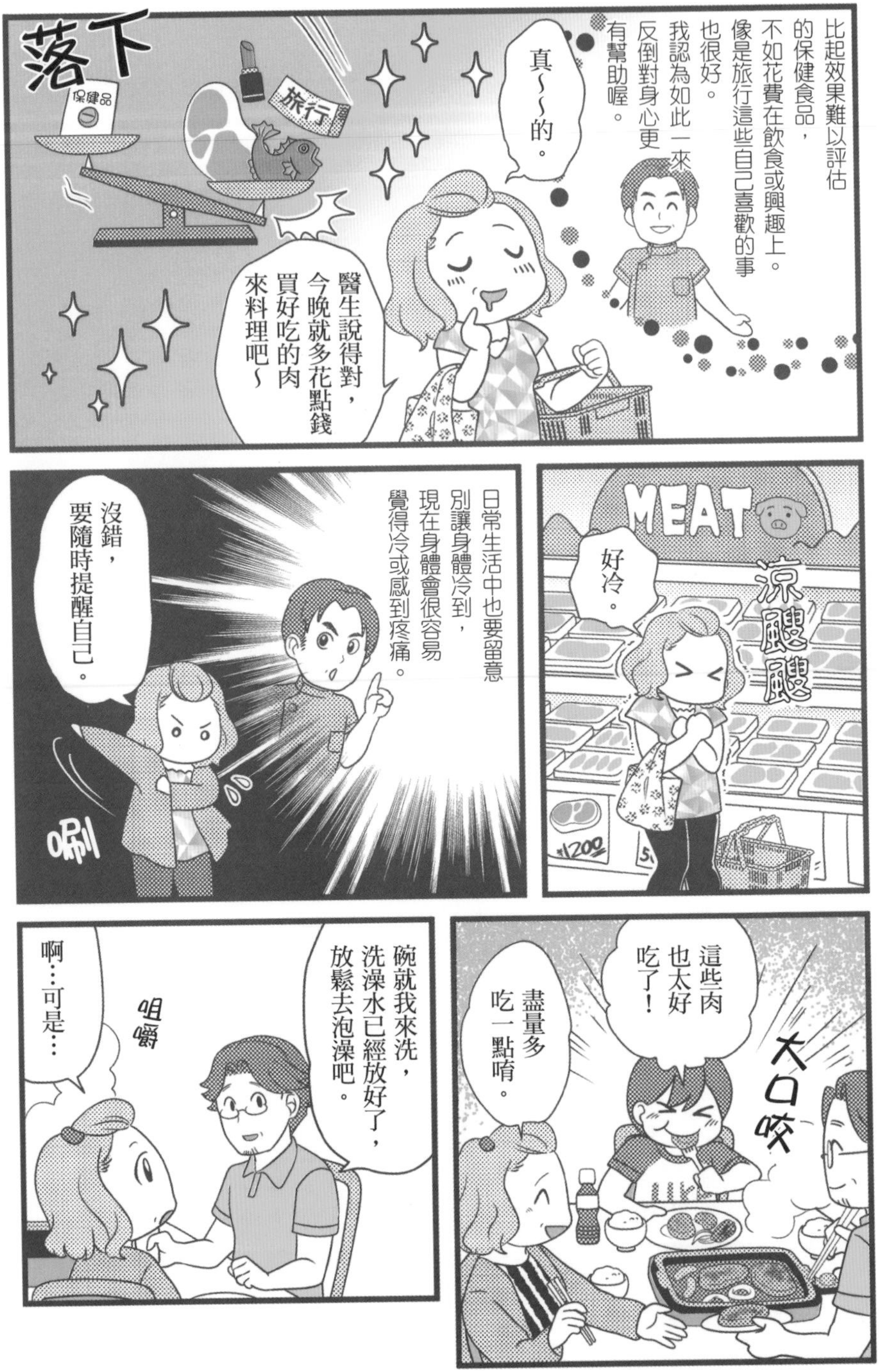
比起效果難以評估的保健食品，
不如花費在飲食或興趣上。
像是旅行這些自己喜歡的事也很好。
我認為如此一來反倒對身心更有幫助喔。
真~~的。
醫生說得對，今晚就多花點錢買好吃的肉來料理吧~
落下
保健品
旅行
MEAT
好冷。
涼颼颼
¥1200
日常生活中也要留意別讓身體冷到，現在身體會很容易覺得冷或感到疼痛。
沒錯，要隨時提醒自己。
唰
這些肉也太好吃了！
盡量多吃一點唷。
大口咬
碗就我來洗，洗澡水已經放好了，放鬆去泡澡吧。
啊…可是…
咀嚼

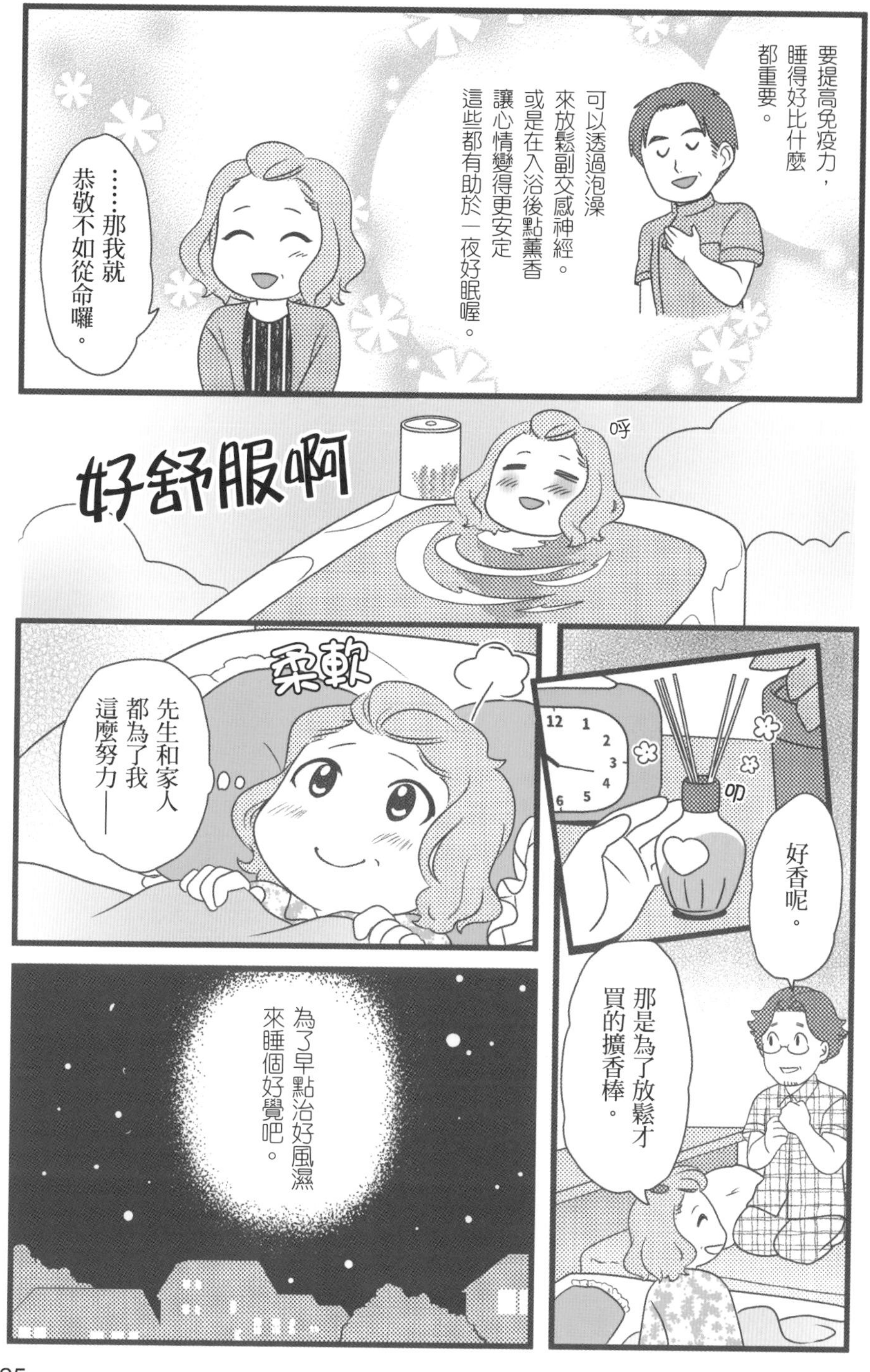
要提高免疫力，睡得好比什麼都重要。
可以透過泡澡來放鬆副交感神經。或是在入浴後點薰香讓心情變得更安定這些都有助於一夜好眠喔。
……那我就恭敬不如從命囉。
呼
好舒服啊
柔軟
先生和家人都為了我這麼努力——
12 1 2 3 4 5 6
叩
好香呢。
那是為了放鬆才買的擴香棒。
為了早點治好風濕來睡個好覺吧。

每天均衡的良好飲食是打造健康身體的關鍵

除了PART 2「醫院的治療」、PART 3「舒緩的伸展操」之外，要治癒類風濕性關節炎不可或缺的條件還有「正確的生活習慣」。

也就是說，「我們可以在日常生活中改善類風濕性關節炎」。如果能建立好的生活習慣，改掉壞習慣，不僅有助於藥物和伸展操發揮效果，還能提升整體的身心健康。

接下來要向各位介紹幾項重點，即使沒辦法一下子全部做到也沒關係，不妨就從自己做得到的開始吧！

含豐富鐵質的食物可以預防貧血

說到生活習慣，各位最先浮現腦海的都是日常飲食吧。我也經常被患者問到：「有什麼應該攝取的食物嗎？」

從飲食攝取充足的營養，自然是打造健康身體的關鍵。能夠注意到這一點確實很好，但在類風濕性關節炎的治療上，並沒有「吃這個特別有效」或「吃這個不好」這類對症下藥的食材，只要記得三餐吃得均衡、吃得美味就很足夠了。

不過若勉強要說，類風濕性關節炎發病比例較高的是**三十～五十歲女性，因此要特別留意缺鐵的問題**。這是因為在此一年齡層的女性中缺鐵性貧血相當常見。

類風濕性關節炎很容易併發貧血。嚴格來說，缺鐵性貧血不同於一般貧血，是由發炎性細胞激素所引發的貧血（慢性炎症性貧血）。

但從維持身體健康來看，三十～五十歲女性能建立多攝取鐵質的習慣也是好事。下方圖中列出的食物皆富含鐵質，各位不妨多參考攝取。

〔富含鐵質的食物〕

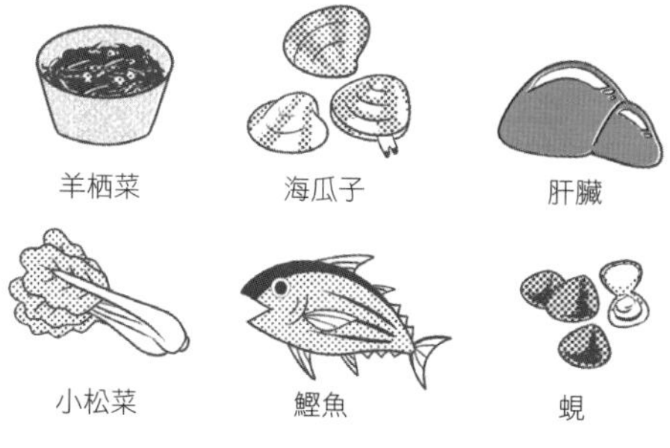

要注意過量飲酒對風濕惡化的影響

喝酒、吸菸及吃保健品雖然不算三餐，但也是經嘴巴攝取進入體內。因為常被患者問到相關的問題，在此就簡單向各位說明。

就像我們平常聽到的，少量飲酒可以幫助血液循環，而且不至於讓類風濕性關節炎惡化。如果不須要喝酒當然很好，但僅僅一、二杯酒也不用過於在意。

不過，**大量飲酒很容易引發免疫系統異常**。這是因為身體為了緩解酒精濃度，會消耗並帶走細胞內的水分，造成脫水，同時也會**增加治療藥物出現副作用的風險**。

也就是說，過量飲酒可能會導致類風濕性關節炎惡化，必須格外注意。出於這一點，建議各位喝到剛剛好的分量就好。

為了降低併發症的風險也要戒菸

吸菸會提高類風濕性關節研發病的機率，也會增加藥物出現副作用的風險。

從60頁談到的類風濕因子指數發現，**「曾經吸菸」和「有吸菸習慣」的人和沒有吸菸的人相比，男性的發病機率達二～三倍，女性也有1.2～1.3倍**。

除此之外，吸菸也是誘發間質性肺炎等類風濕性關節炎併發症的危險因子。因此如果有吸菸的習慣人，建議盡早戒菸。

一般看診時，我會勸導包含患者在內的所有家庭成員戒菸。若家庭成員中有吸菸者在場，也會告訴他們不要在屋內吸菸。

比起「沒有味道的保健品」，「吃美味的飯」更好

我非常能夠理解那些深受類風濕性關節炎症狀所苦，懷著「多少改善一點也好」的

期待、試遍無數方法的患者們的心情。

事實上，我也常被患者問到：「可以搭配服用對關節好的保健品嗎？」

基本上，我對於保健品並不會抱持著否定或肯定的態度。在經濟上有餘裕的人想搭配使用或許也不錯。

不過，如同我在PART 2的詳細介紹，**現在是已經證實有多種針對類風濕性關節炎治療藥物有效的時代**。以那些藥物為核心進行治療，就可以達到緩解、完治的狀態。

所以若是經濟並非太寬裕，或是已經接受類風濕性關節炎藥物治療的人，比起購買那些效果未知且像是無味食物的保健品，還**不如將那些錢用在「現在想吃的食物」或「最喜歡的料理」上頭，真正享受美味的飲食**。如此一來，身體和心靈也會更加愉悅吧。

我認為這也正是讓三餐吃得均衡、吃得美味很重要的一點。

然而，**對於已經服用胺基甲基葉酸進行治療的人來說，在補充含葉酸的保健品之前**

必須特別注意。一般來說，醫生會仔細計算胺基甲基葉酸的分量，以及該分量可能導致的副作用，然後開立胺基甲基葉酸和葉酸錠劑的處方。因此保險起見，建議先確認成分表上和葉酸相關的說明，與醫生討論後再決定是否服用。

外出、運動時讓關節舒適的生活習慣 & 技巧

外出時要**「洗手」「漱口」「戴口罩」「酒精消毒」，這些避免感染病毒的預防措施**，是我們診所早在新型冠狀病毒感染症大流行前就給予類風濕性關節炎患者的建議。尤其是秋冬時節，為了因應蠢蠢欲動的流感病毒，我們也會更積極建議並貫徹執行這些防範做法。

因為**一旦罹患其他的感染症，類風濕性關節炎也將更形惡化**。為了抑制感染，體內的免疫系統會正常運作，但同時也會活化類風濕性關節炎的異常免疫。而對於正處在藥物治療階段的患者來說，可能也須要暫時停藥才行。所以務必要嚴防其他的感染症。

不過在經歷新冠疫情之後，「洗手」「漱口」「戴口罩」「酒精消毒」的觀念已經深入人心，往後也請繼續保持這樣良好的衛生習慣。

不過度造成關節負擔的運動

我想推薦給類風濕性關節炎患者的運動，直截了當地說就是：散步。

但是患處仍感到疼痛、腫脹的人，也絕對不要過於勉強自己。

另一方面，就算疼痛、腫脹的症狀好轉，也不要進行慢跑等跑步活動。因為這會大幅加重關節的負擔。

平常最好就是在家附近散步。

就算只是悠閒散步，但因來自地面的衝擊力道等負擔較小，**在維持關節可動域、肌肉功能上也具有正面作用**。

此外，散步不只能帶來運動的成效，也有釋放壓力的效果，而這不也表示了逛街幾乎能夠享受到同樣的好處嗎？

如果覺得「光是散步還不夠」，不妨前往附近的游泳池，**「水中散步」也是很棒的**

運動。

由於水中的浮力作用，對關節來說幾乎是零負擔，比起陸地上的活動，較不須擔心會對關節造成傷害。

同時因為逆著水勢前進，**可以有效刺激肌肉，也有維持關節可動域的效果**。

但受寒是類風濕性關節炎的大敵，所以必須去溫水游泳池。

散步也好、水中散步也好，並不須要特別訂出運動時間或頻率。只要身體不感到疼痛，而且「很想活動」時，就去散步吧！如果今天「不想出門」，不去散步也無妨。好好傾聽「自己身體的聲音」，在不勉強自己的情況下保持愉快的心情。

「這樣挑鞋子」，動起來才舒服

在外出「鞋」的選擇上，以下是可以讓類風濕性關節炎患者走起來較舒服的標準：

- **鞋跟高度不超過二～三公分**
- **腳跟和腳心能獲得充分支撐**
- **鞋墊須有中等硬度**

● **鞋底要有彈性**

● **穿脫方便，腳趾可以活動**

依據這些條件選擇外出鞋，尤其對於下半身出現關節炎症狀的人，活動起來會更加舒適。

衣服、配件、包包的挑選方式

穿著上建議**挑選「柔軟材質」且「手感好」的衣物**。出外時，這些衣物不會造成關節的不適感，也不會妨礙四肢活動；相反地，穿著材質較硬或手感差的衣物就常會導致疼痛加劇。

關於搭配的飾品，若只是外出時配戴，則無須太過在意。**沒有必要壓抑想打扮、追求流行的心情**。

不過安全起見，盡量不要戴尺寸較大或較重的戒指。

〔選擇這樣的鞋子〕

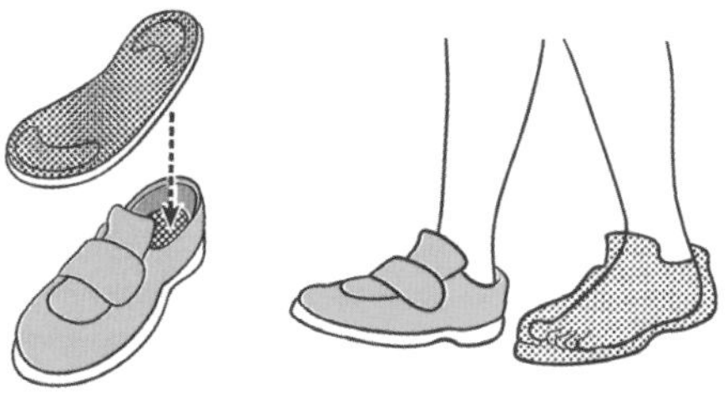

說到戒指，患者一旦手指的近端指間關節變得腫脹，就會苦惱於無法像以前一樣自由穿脫喜歡的戒指，而這種案例其實並不少見。

若遇到這種情況，請在腫脹消退後脫下戒指，並且暫時先不要再戴上。不過也有人會抱著「結婚戒指就是要隨身攜帶」的想法，我的建議是，可以在症狀完全好轉前，先將戒指串進鍊子配戴在脖子上。

至於外出包，肩背包或手提包等款式的包包通常是**以側背或手拿為主，導致重量僅僅集中在身體一側的肩或肘等單一關節，這一點要特別注意**。

較理想的狀況是讓包包裡的物品重量分散到全身，最好是雙手不須出力的背包。

假使真的是不適合背包、必須攜帶肩背包或手提包的場合，就盡可能**攜帶最少的物品，而且要左右輪流側背或手拿**。

利用小道具，聰明預防「寒冷」和「溫差」！

類風濕性關節炎患者必須嚴防「寒冷」。天氣愈冷，就愈容易感到疼痛，而且會逐漸加劇。

所以從頭到腳都要注意保暖，不只是冬天，夏天也要避免冷氣直吹。

外出時，必須盡量降低室內外「溫差」對身體造成的影響。可以透過手套、圍巾、披肩、頭巾、膝上毯、厚襪子等衣物禦寒，同時**以手指和腳趾末端為主，防止關節受涼**。

就算是待在家裡，洗澡前後、出入房間到外面走廊時也會出現「溫差」，這點也請多加留意。

順帶一提，在「溫差」之外，**「氣壓變化」和「濕度變化」也是類風濕性關節炎惡化的主因**。

這兩個因素的問題，在於難以採取應變對策。許多患者在颱風或下雨前關節的疼痛加劇，就是因為氣壓和濕度大幅變化。因此要盡可能提前掌握天氣資訊，讓行程錯開可能變天的日期。

不是讓壓力「歸零」，而是「有效紓壓」

壓力也是類風濕性關節炎惡化的主要因素。可是生活在現代社會，在某種面向上，壓力幾乎可以說是「防不勝防」。

因此我通常會建議來診所的患者：「沒有壓力當然是最理想的狀態，但是想讓壓力歸零很困難，還不如找到一些釋放壓力的方法。」

旅行、看電影等，只要自己感興趣又覺得紓壓，從事任何休閒活動都好。還有一些其實是自己「不須要承受的壓力」，生活上若能巧妙避開這些壓力，也有助於保持心情愉快。

談到這樣的壓力，就像是很多人因為人際關係而產生的壓力。我認為如果可以，最好能在自己的身心出現狀況前，避免和「自己討厭的人」「不想再互動的人」碰面。

雖然工作上總有一些不得不接觸的人事物，但我認為還是要盡可能避開給自己帶來壓力的對象。

透過「熟睡」「泡澡」提高免疫力，擊退風濕

要想順利克服類風濕性關節炎，絕對不能輕忽「睡眠」和「泡澡」的功效。正因為是幾乎所有人每天都會花上一定時間去做的事，只要稍微用點心思、提高品質，就能讓正面效果「聚沙成塔」，對於整體的健康狀況也大大加分。

怎麼睡出免疫力？

對於類風濕性關節炎患者來說，**「充分且良好的睡眠品質」非常重要**。

所謂良好的睡眠品質，指的是每天早上起床時感覺「睡得真好」「疲勞一掃而空」。

理想上，最好一天擁有六小時以上的睡眠。

充足的睡眠對於處在發育階段的孩子來說是「成長期所必需」，之於成年人則是「消

除疲勞、隔天健康生活的前提」。反過來說，**一旦睡眠不足，就無法消除全身肌肉的疲勞，免疫功能也難以回復**。

理所當然地，總覺得「睡不好」「還是好累」的睡眠品質，也可能導致類風濕性關節炎惡化。

儘管如此，當患部疼痛或腫脹感較嚴重，就很容易睡不好。而且不限於風濕，因為日常生活的壓力和不安而睡不好的患者也相當多。

這種情況下，就須要想辦法讓自律神經維持在平衡狀態。

人們在活動時，自律神經中的交感神經會變得活躍，情緒也會陷入緊張，因而導致無法入睡。因此休息時，必須讓副交感神經處於優位的活躍狀態。

像是**能安定情緒、令人感到療癒的薰香**，或是**沉浸在喜歡的音樂或書本裡**。也推薦在**睡前三十分鐘～一小時入浴，保持在血液循環良好且身心放鬆的狀態就寢**。

相反地，如果睡覺前還在看手機或電視，交感神經會處在優位，所以要有意識地自我約束。

如果都做到這種地步了「還是很難入睡」，建議也可以使用市售的助眠產品。不過，若是自行將成藥和目前治療的處方藥物混著吃可能會有風險，所以請先和醫生討論過再決定。

事實上，睡眠也算是治療的一環，要「睡好睡滿」才能真正睡出免疫力。

溫水讓副交感神經變得活躍

說到洗澡，「泡澡」可說是最讓人愉快的時光了。

我很推薦各位泡澡時，採取泡到肩膀的「全身浴」。

身體僅一部分泡在水裡的「半身浴」，會讓沒泡進水裡的身體反而感受到「溫差」，所以不如來個從頭到腳通體舒暢的全身浴。

但是若泡澡水太熱，交感神經會處在優位狀態，反而無法放鬆。而且如果身體正處於發炎反應和腫脹較嚴重的階段，也可能導致症狀進一步惡化。

因此泡澡水的溫度最好維持在攝氏四十度左右，這個溫度可以讓副交感神經變得活躍，讓身心安定下來。這才是愉快泡澡時光最重要的目的。

但就算是泡溫水澡，若是泡太久，交感神經就會變得活躍，所以最長不要超過十五分鐘。

泡溫水澡可以擴大關節可動域（關節的活動範圍），不妨在這十五分鐘內做點簡單的「舒緩的伸展操」，像是「剪刀石頭布猜拳操」或「手指轉轉操」都很適合。

泡澡之後就是絕佳的伸展操時間。舒緩了令人擔心的關節，也更容易進入夢鄉。

如同我在前面談到的睡眠的重要性，如果泡完澡後又忙東忙西，就會可惜了好不容易經由泡澡獲得的放鬆感，錯失輕鬆入眠的機會。

所以請各位澈底結束隔天上班前的準備或「明天之前非做完不可的工作」後，再悠閒地去泡澡吧。

\ 做到了，好安心！ /

日常生活要注意的 12 個生活習慣

[飲食]

習慣 1 三餐吃得均衡、吃得美味

習慣 2 適量飲酒

小心鐵質攝取不足！

比起保健品多從天然食材攝取營養

[運動]

習慣 3 在家附近散步

感到疼痛或腫脹等不適時不要勉強！

[衣物]

習慣 4 鞋子要容易穿脫、便於行走

習慣 5 衣服的材質要柔軟、手感好

習慣 6 常備外套、披肩預防寒冷

習慣 7 包包不要只側背或手拿在身體的一側

[起居]

習慣 8 好好地釋放壓力

習慣 9 以溫水泡全身浴

習慣 10 擁有 6 小時以上品質良好的睡眠

薰香或音樂可以打開副交感神經的開關

＊須遵守事項＊

習慣 11 「洗手」「漱口」「戴口罩」「酒精消毒」預防感染症

習慣 12 戒菸

PART 5

治療風濕的主角就是「你自己」

漫長的治療過程中，擺脫「消極被動」的態度，「積極主動」治療類風濕性關節炎，就能提升治癒機率。

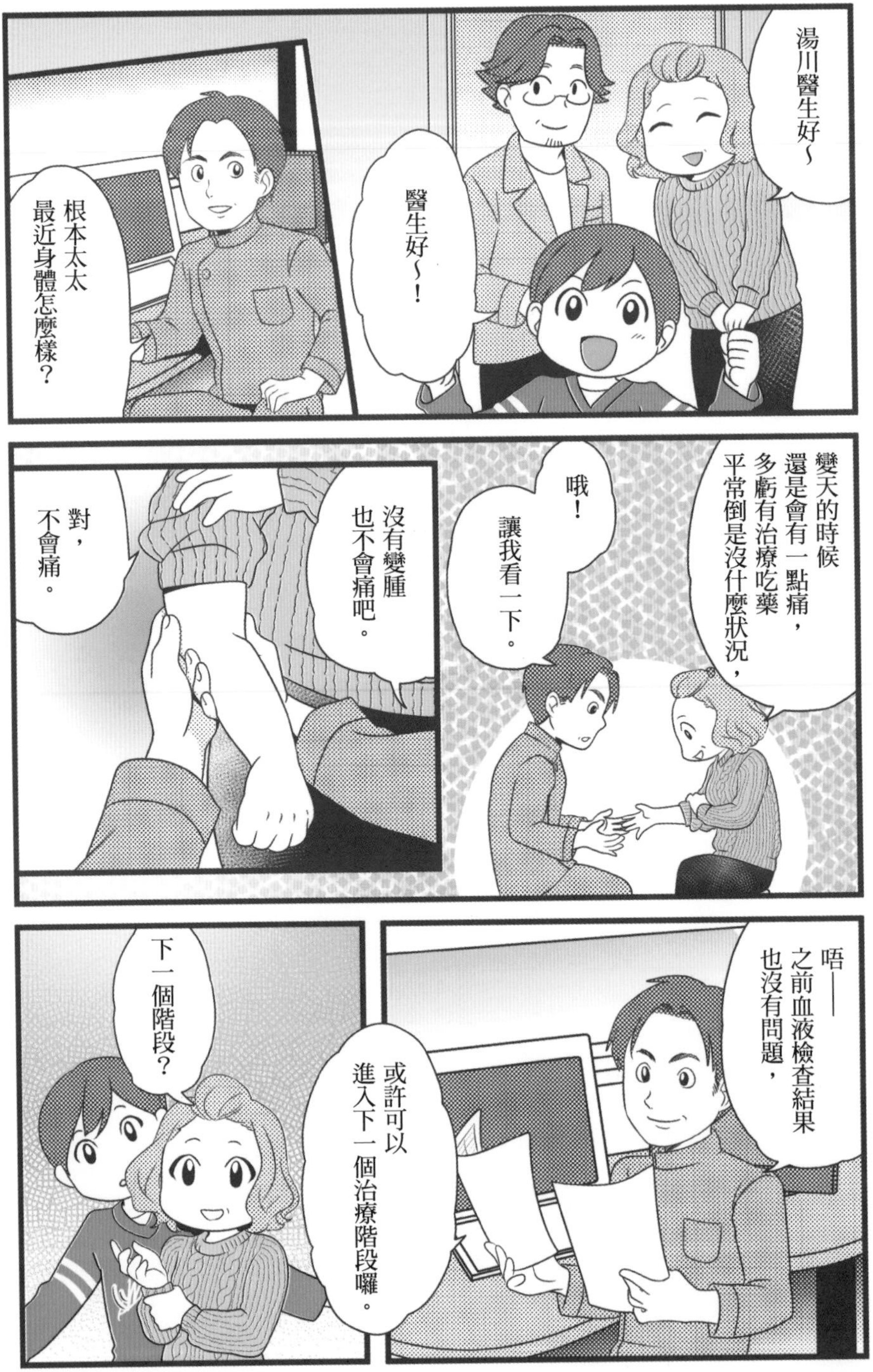
湯川醫生好～
醫生好～！
根本太太最近身體怎麼樣？
變天的時候還是會有一點痛，多虧有治療吃藥平常倒是沒什麼狀況，
哦！讓我看一下。
沒有變腫也不會痛吧。
對，不會痛。
唔——之前血液檢查結果也沒有問題，
或許可以進入下一個治療階段囉。
下一個階段？

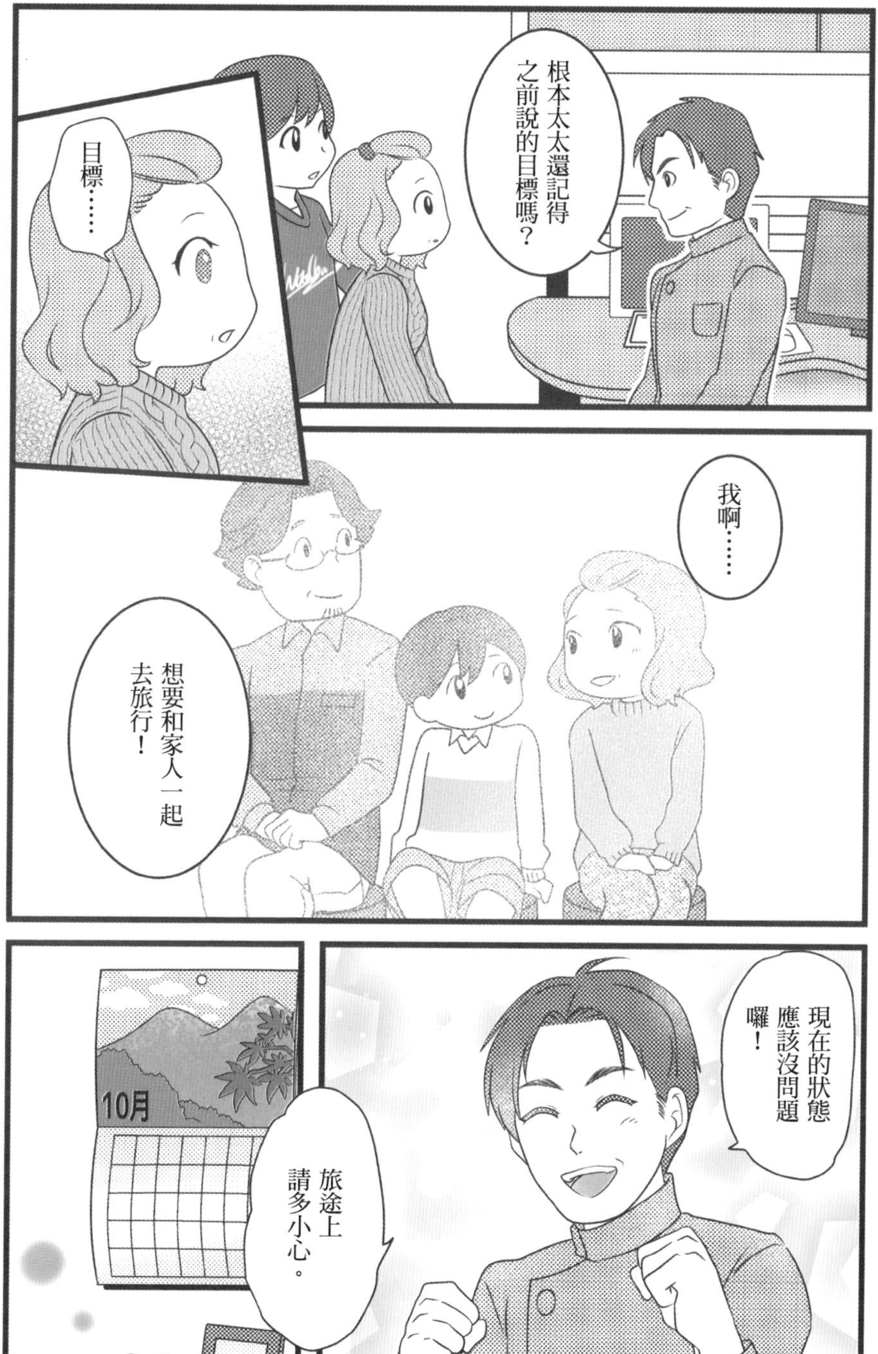
根本太太還記得之前說的目標嗎？
目標……
我啊……
想要和家人一起去旅行！
10月
現在的狀態應該沒問題囉！
旅途上請多小心。

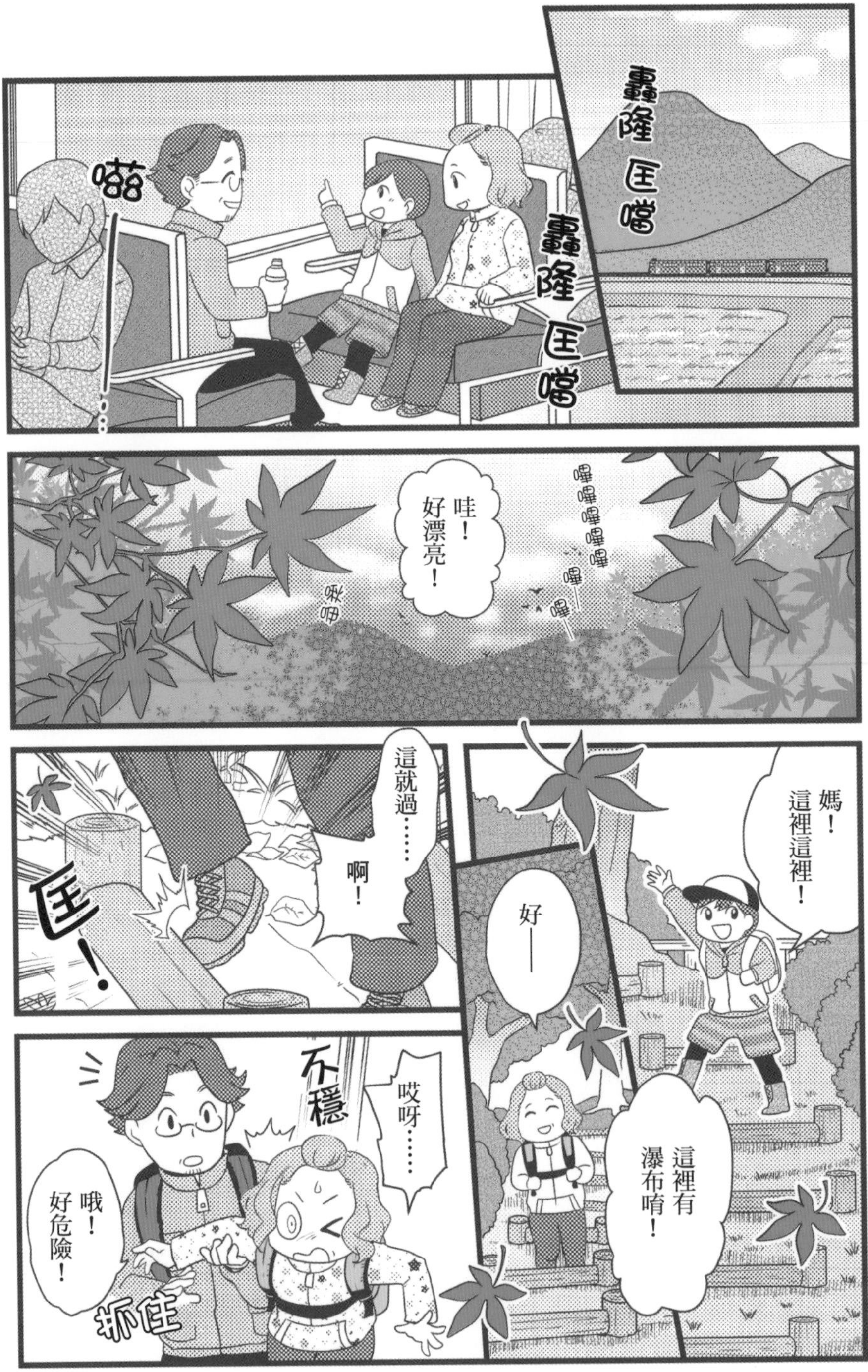
轟隆匡噹
轟隆匡噹
嗞……
哇！好漂亮！
嗶嗶嗶嗶嗶
嗶—
嗶—
啾咿
媽！這裡這裡！
好——
這裡有瀑布唷！
這就過……
啊！
匡！
哎呀……
不穩
哦！好危險！
抓住

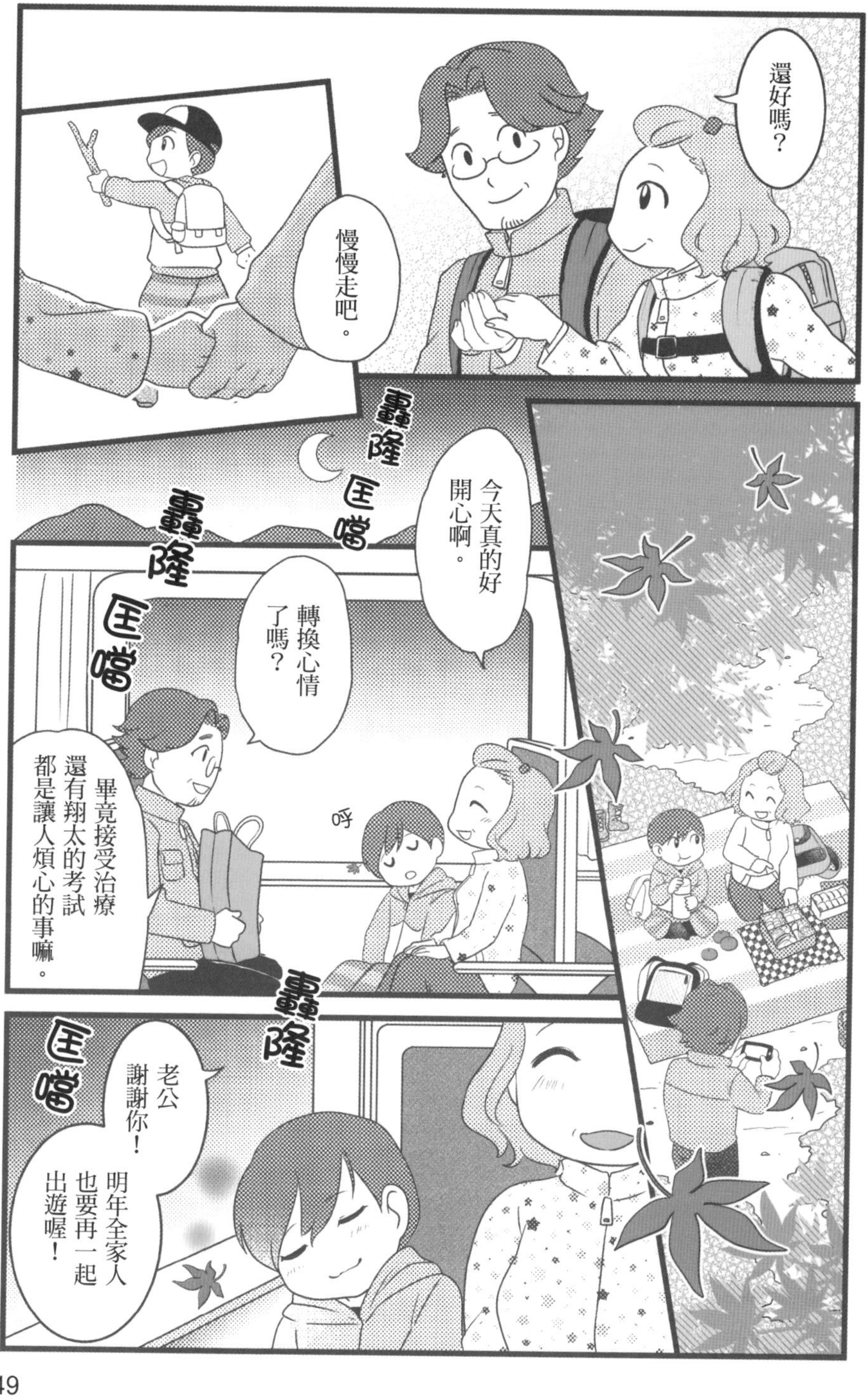
還好嗎？
慢慢走吧。
轟隆
匡噹
今天真的好開心啊。
轉換心情了嗎？
轟隆
匡噹
畢竟接受治療還有翔太的考試都是讓人煩心的事嘛。
呼
轟隆
匡噹
老公謝謝你！
明年全家人也要再一起出遊喔！

「不努力過頭的慢活人生」剛剛好

在最後一章，我想和各位進一步分享，包括「維持心態」「與醫生、醫院間的關係」「經濟上的負擔」「併發症的預防」等，都是要實踐前幾章節內容必須了解的事。

除此之外，我也會以風濕專科醫師的身分說明「新型冠狀病毒感染症和類風濕性關節炎的關聯」。

一旦了解了更多相關的知識與資訊，就不至於太過擔心了。

那麼接下來，讓我們邁向治療類風濕性關節炎的最後一哩路吧！

保持與類風濕性關節炎「和平共處」的心態

罹患類風濕性關節炎之後，內心會不斷湧現「我該怎麼辦」「好害怕」等不安全感，同時又抱著「要努力恢復健康」「不早點治好不行」這種焦慮的情緒。

而且就算患部的疼痛與腫脹並未加劇，腦中還是會充斥著不安與焦慮，世界彷彿只剩下類風濕性關節炎這件事，身心陷入無比的煎熬。

這種狀態長期下來，就會出現PART 4提到的「自律神經失調」症狀。導致原本和類風濕性關節炎毫不相關的煩惱，甚至是一旦遭遇到不順遂，都會歸咎於自己身上的病，同時陷入「都是風濕害的」這樣的負面思考之中。

想著「治療應該要是有效的啊！」挫折感也油然而生。

事態若演變至此就太遺憾了。

不過，相信讀到此處的各位都已經大致了解類風濕性關節炎這種疾病，也不再會感到「我該怎麼辦」「好害怕」了吧。

儘管如此，也許還是不免會焦慮地想著「要努力恢復健康」「不早點治好不行」。但我認為，**「焦慮留給醫生就夠了」**。

我想將這兩句話送給正在努力的患者們：

「和類風濕性關節炎和平共處。」

「不努力過頭，慢慢的生活。」

這正是剛剛好的態度。

回過頭想想，得了類風濕性關節炎之後想的淨是「自己做不到的事」，情緒才會因此陰鬱起來。

若能轉換一下思考，像是想著雖然得了類風濕性關節炎，但「飯還是好好吃」「又能聽喜歡的音樂」「可以去看電影」「還能逛街買自己喜歡的衣服」「和喜歡的人一起去旅行」……

像這樣在生活中和風濕和平相處。腦中想的是「做得到的事」「想去做的事」，內心感受到的是「興奮與期待」，這樣無論是思考或現實生活都將繞著正向思考打轉。

這樣的良性循環也會影響治療成效。

藥效變快，保持愉快的心情持續實行「舒緩的伸展操」，患部「不再疼痛」「不再腫脹」的時間也增加了。

然後就會來到「真的治好了」「似乎也可以停藥了」的狀態。

關於克服類風濕性關節炎的訣竅，在此我想簡單引用一句名言：

「別焦慮，別慌張，也別放棄。」

無論是剛出現症狀或是已經發病了一段時間，都希望各位絕對不要放棄。

不要一個人煩惱，和身邊的人談談吧

不少人在罹患類風濕性關節炎之後，會悶著頭獨自一個人煩惱。然後自怨自艾地想著：「明明這麼痛、這麼難受，可是為什麼都沒人能懂……」也常會有這樣的想法：「煮飯、洗衣服、打掃做得都比以前差……」「或許會造成伴侶的壓力……」「也可能影響孩子的成績……」

為了減輕自身的煩惱，**一定要讓家人或親友、公司同事等身邊的人多少了解你所面對的疾病**。

因此，無論是腫脹、疼痛、僵硬等症狀以至於內心的煩惱，都絕對不要自己一個人從頭到尾悶在心裡。首先就從和身邊的人分享開始吧。

可以打造一個不用顧慮太多、「有話直說」的談話氛圍，若能順利一吐煩惱，也很可能就此成為解決問題的起點。

當然，最重要的還是長時間相處的家人。

理想的情況是，最好能透過讓對方了解類風濕性關節炎這種疾病，建立起什麼都能分享、討論的關係。

舉例來說，因為手指症狀發作，每天都做不了家事——

但是其中一定也有不了解類風濕性關節炎的實際病況，只是刻薄地質疑自己「不是裝病吧？」「是在偷懶嗎？」這種家人；或是沒好好把話聽進去的先生及孩子，如此一來反而會變得更煩惱。

所以還是建議各位依照87頁的做法，找機會請家人陪同前往醫院，聽取醫生對病況的說明。

而原本心裡「沒有人能理解我所面對的疾病」的苦悶，應該也能減輕許多。

當然，我也極力建議讓家人閱讀這本書。

類風濕性關節炎並不是獨自一個人就能克服的疾病。

醫生和護理師自然不必說，若能和家人或同事分享，不僅可以增加陪同對抗疾病的「夥伴」，同時也能維持自己正面看待「做得到的事」、期待迎來「想做的事」的心態。

「要問醫生的九個問題」和「挑選好醫院的三個步驟」

要盡早確認適合自己的醫生與醫院。

挑醫生？還是挑醫院？兩者當中，要以哪一邊為優先的考量，我的話絕對是醫生。畢竟患者要和醫生之間保持良好的信賴關係，醫院的因素則影響不大。

我想表達的儘管是一個稍顯遠大的理想，但既然是由醫生所建立並維繫醫院生存，倘若日本可以擁有更多如各位會選擇的優秀醫生，相信國內在類風濕性關節炎的診療體制上就能變得更加完善。

如何分辨值得信賴的醫師，以及不能信賴的醫師？

在此整理出我認為「要問醫生的九個問題」。

試著詢問醫生這些問題，最後**選擇一位能夠條理分明回答你問題的醫生。相信他也**

要問醫生的 9 個問題

和醫生之間的信賴關係，是風濕治療中不可或缺的要素。
為了選出適合自己的醫生、達到早期治癒的目標，不妨試著問你的醫生這些問題。

1 類風濕性關節炎是什麼樣的疾病？

要能針對疾病的發病、進程等作用機制進行淺顯易懂的說明。

2 目前病情狀況（疾病的階段）？

要能條理分明地告知目前風濕的病況（階段）。

3 接下來的治療方針（治療戰略）？

要能說明預計使用的藥物，以及期待的效果。

4 治療目標？

治療要達到怎樣的狀態，醫病雙方必須達成共識。

5 平常生活上怎麼做有助於治療？

要能告知日常生活中「應該注意的事項」。

6 藥物有哪些副作用？

一併確認治療用藥的效果與可能伴隨的副作用。

7 會使用類固醇藥物嗎？或不使用？

確認是否會使用消炎用類固醇藥物。

8 關於自己目前內心對病情的不安

選擇無論任何諮詢疑問都願意詳盡回答的醫生。

9 關於經濟上的負擔

事先了解藥費等可能的開支項目。

能好好地和你一起迎戰類風濕性關節炎。

面對無法信賴的醫生，不僅是浪費時間，還會增加內心的不安，而且距離緩解、完治的目標又更遠了。如果你「絕對不想放棄治好疾病」，最好盡早另覓值得信賴的醫生。

①「類風濕性關節炎是什麼樣的疾病？」

如果眼前的醫生連類風濕性關節炎這種疾病都無法簡單說明清楚，那當然也不可能好好治療你的病。

②「目前的病情狀況（疾病的階段）？」

說明患者病情時毫不含糊，並能指出是初期或中期階段的醫生，在治療上就能夠對症下藥。

③「接下來的治療方針（治療戰略）？」

具體來說，可以先列出相關問題，例如**「使用哪些藥物來治療？」「開始治療後，怎麼做才能治好風濕？」「如果病情遲遲無法好轉，還可以怎麼做？」「狀況好轉之後可以停藥嗎？」**等等，然後當面向醫生詢問清楚，就能避免「無謂的擔心」。

④「治療目標？」

透過②掌握「現狀」，透過③了解「治療方式」，接下來就是治療的目的地＝「目標」。目標是「緩解」？還是維持在「低度疾病活動度」？**醫生與患者應該要擁有共同一致的目標**。

我看診時，會站在患者的立場設定出比如「想去登山」「想再跑馬拉松」等具體的目標，然後陪患者朝目標前進。

⑤「平常生活上怎麼做有助於治療？」

在日常事務上，確認和自身症狀有關「不能做的事」或「要注意的事」，降低病情惡化的風險。

⑥「藥物有哪些副作用？」

要確實向醫生諮詢「治療用藥的效果」和「服用後會產生的副作用」。如果擔心該藥物對身體的影響，例如想懷孕的婦女無法使用胺基甲基葉酸（見78頁），那就必須提前確認是否有可替代的藥物。

至於「沒有服用該藥物之後，能否評估病情可能出現的變化？」若能進一步請醫生說明會更理想。

⑦「會使用類固醇藥物嗎？或不使用？」

向醫生詢問是否會使用消炎用類固醇藥物。假使會使用，就要再進一步確認用藥期間，最好能在三個月內使用（見86頁）。

⑧「關於自己目前內心對病情的不安」

如同87頁的建議，**「不要一個人煩惱，和身邊的人談談吧。」**就算變成「人生諮商」也無妨。選出一個能夠好好回答你的問題、讓你感到安心的醫生吧。

⑨「關於經濟上的負擔」

在類風濕性關節炎的治療上，主要的經濟負擔來自藥費。將自己能接受的治療方式，以及其大致的費用等須詳細了解的內容，事先向醫生問個清楚。

我在PART 1和PART 2曾提過，要想治癒類風濕性關節炎，早期治療非常重要。

一開始就採用最適合的藥物，才能順利抑制關節破壞，所以最好治療開始前就確認相關費用。

或許你不見得能遇到可以完整回答以上九個問題的醫生。但即便如此，肯定也有願意耐著性子一一回答問題的醫生。請各位務必參考。

最好能在擁有「風濕醫療團隊」的醫院進行治療

前面都在談「如何選出適合自己的醫生」，最後稍微說明挑選醫院的標準。

我認為可以參考以下三個步驟：

①從網路或醫院資訊等搜尋**週間可能的回診日、時段、頻率都符合自己需求的醫院**

↓

②**透過醫院官網或直接打電話諮詢以下問題**：

- 發生任何狀況時，是否可以直接諮詢醫生？
- 關於治療相關的制度及問題等，是否有常設的諮詢窗口或職務？
- 醫院內部是否有協同各種相關職務合作的「治療團隊」？

↓

③「這家應該不錯。」像這樣選定醫院之後即可前往就診。**可以向醫生諮詢前面列出的問題，進一步確認是否值得信賴**。

這樣看下來，**最佳選擇果然還是「適合自己的主治醫師有開設門診的醫療院所」**。

不過對於患有其他疾病的患者來說，大學醫院或綜合醫院這種擁有多種診療科別的醫療院所，可能更為方便及安心。這一點不妨在②的步驟先行向醫院確認。

預防類風濕性關節炎併發症！有望降低新型冠狀病毒感染症風險

治療類風濕性關節炎需要長期服藥，治療過程中可能會出現各種併發症。

基本上，醫生會透過每一次血液檢查和診察過程確認症狀變化，一一檢視可能的風險，大致掌握目前的症狀，好進一步預防可能的併發症。

預防併發症，自己就做得到

併發症容易表現在臟器的功能障礙，包括「肺」「肝臟」「腎臟」等器官。

每一種臟器障礙都有共通且能**早期察覺的關鍵：「明顯的倦怠感」**。此外各自也有須要留意的徵兆。

●察覺肺功能障礙的徵兆

「三十八度以上的高燒」「持續咳嗽伴隨痰」「明明都一樣是工作或做家務，呼吸卻變得困難」「平常就脣色不佳，休養後也沒有改善」

●察覺肝功能障礙的徵兆

「眼睛、皮膚出現黃疸」

●察覺腎功能障礙的徵兆

「脫掉鞋子一段時間後，鞋子在腳上的痕跡沒有消失」「按壓水腫部位不會彈回來，或是回復速度非常慢」「體重急遽增加」

此外，無關於藥物作用，類風濕性關節炎主要的特徵雖是炎症，卻也有不只出現在關節的全身性發炎反應。

●間質性肺炎

在過去，間質性肺炎就是廣為人知的類風濕性關節炎併發症。

肺裡充滿許多名為「肺泡」的袋狀組織，肺泡和微血管會進行氧氣與二氧化碳的氣體交換。「間質」存在於肺泡間的結締組織，肩負起肺泡「牆壁」的功能。這裡一旦引起炎症，發生病變後逐漸纖維化就是「間質性肺炎」。

病變後，肺會失去彈性逐漸變硬，影響呼吸效率，要格外注意氣喘和呼吸困難。

●類風濕性血管炎

另一方面，伴隨類風濕性關節炎於血管壁引發的炎症是「類風濕性血管炎」。

這種炎症誘發於皮膚的小靜脈，症狀包括「皮疹」「發疹」「出現紫斑」等。若是中小動脈，會出現「皮膚潰瘍」「手指、腳趾形成壞疽」等症狀。

心臟、肺、腸、腎臟、睪丸、淋巴腺等臟器中也會引發「動脈炎」等症狀。心臟的血管若出現炎症，恐有引發心肌梗塞之虞，須要格外注意。

滋養末梢神經的血管一旦發炎，會出現「發麻」或「感覺麻痺」等症狀。

在日本，如果血管炎特別嚴重，並被診斷為指定疾病的「惡性類風濕性關節炎」（malignant rheumatoid arthritis，MRA），就可以獲得醫療補助。

●修格蘭氏症候群

和類風濕性關節炎一樣，都是自體免疫異常疾病。修格蘭氏症候群（Sjögren’s syndrome）也很容易引起併發症。

這是淚腺和唾液腺遭侵犯後引發的炎症，因此會出現眼乾（乾燥性角結膜炎）與口乾（口乾燥症），同時造成角膜受損、蛀牙等症狀。唾液腺發炎加劇時，耳朵下方的耳下腺也會變得腫大

而且，有半數以上的患者會出現憂鬱症狀。

●繼發型類澱粉沉積症

當無法長期且持續地抑制類風濕性關節炎的發炎反應，異常的蛋白質就會沉積於臟器，造成該臟器的功能障礙。這種異常的蛋白質一旦沉積在臟器，就無法有效清除。所以，關鍵還是在於妥善抑制類風濕性關節炎所引發的炎症。

●骨質疏鬆症

所謂骨質疏鬆症，指的是骨骼中如出現許多孔洞般，骨質密度降低，骨骼結構也變得脆弱的一種疾病。因此只要稍微遭受撞擊，就容易導致骨折。

由類風濕性關節炎引起的骨質疏鬆症，嚴格來說其實有兩種主要類型，但無論哪一種都和「因疼痛導致運動不足」有關。

●貧血

貧血（缺鐵性貧血）也是類風濕性關節炎的血液系統併發症。

容我再次重申，醫生會針對這些併發症一一檢視可能的風險。至於患者，就盡量去做自己做得到的事就好。

諸如均衡的飲食、良好的睡眠品質、量力而為的運動，以及盡可能過著沒有壓力的生活——

而**本書PART 3和PART 4內容的實踐，恰恰也和預防併發症密切相關**。

新型冠狀病毒感染症和類風濕性關節炎的共通點

二〇二〇年，關於新型冠狀病毒感染症的報導席捲全球。很多人可能也聽過，感染這種病毒後的發病機制導致了免疫系統失控。

感染新型冠狀病毒的患者當中，雖然八成是輕症，但還有兩成是重症。在這些患者體內，名為「IL-6（細胞激素）」的物質分泌過剩，而在免疫細胞過度活躍的情況下，不只是感染的細胞，連正常的細胞也遭到攻擊——

由新冠疫情燒起的**細胞激素風暴（Cytokine storm，俗稱免疫風暴）是一種異常**

的免疫反應，也和過度的發炎反應有關。

各位讀到這裡，是否察覺到一股「似曾相識」的既視感？

沒錯，這感覺正是來自本書前半部屢屢登場的 IL-6。這種細胞激素和類風濕性關節炎的發病機制緊密相關，而作為治療藥物的生物製劑和 JAK 抑制劑中也有足以抑制其作用及生成的物質。

也就是說，**新型冠狀病毒和類風濕性關節炎無論在發病、重症化的作用機制上都具有極大的共通點**。掌握了這一點，就如同握住了治癒的鑰匙。

事實上，可以抑制 IL-6 作用的類風濕性關節炎治療用藥安挺樂（Actemra），在全球治療新型冠狀病毒重症者上取得相當好的成效。

日本也於二〇二〇年五月二十五日起，正式應用在新型冠狀病毒的重症患者身上，並且**目標於同年申請成為新型冠狀病毒的治療用藥**。

而許多毫無健康疑慮的人，出於對新型冠狀病毒的恐懼，竟因此前來我的診所詢問：「可以讓我使用安挺樂嗎？」

當然，我鄭重地拒絕了這些請求。其實連診所內的患者也因為新型冠狀病毒和類風濕性關節炎的相關性，相繼前來詢問。

對這些已經使用過這種 IL-6 抑制藥物的患者，我的回覆是：「無須過於擔心感染新型冠狀病毒。」「就算真的感染了，也很難引起細胞激素風暴，重症機率也非常低。」

簡單來說，**這不就表示了罹患新型冠狀病毒的風險可能因此降低了嗎？**

二〇二〇年春天以來，前來就診的患者達到數千人之多，而當中沒有一個人感染新型冠狀病毒。

這樣意料之外的結果，對於許多類風濕性關節炎的患者來說，彷彿是「光」一般的存在。

他們並未抱著「原來類風濕性關節炎之外還有新冠啊……」這種負面感受，還是一如既往，他們更情願以「感謝風濕」「有安挺樂太 Lucky 了」這樣的態度來正面看待。

無論是新型冠狀病毒或類風濕性關節炎，都須要透過藥物來抑制症狀。我也期待本於自己多年專業訓練下習得的知識與技術，以醫生的身分盡可能貢獻一己之力。

但是，能夠每天好好看顧你身體的人，只有你自己。而**你面對疾病的態度，正是完全治癒的關鍵**。

你可能還是覺得這條路很艱難。但我認為將這本書讀到最後的你，肯定做得到。只要採取真正有效的對策，要克服疾病過上健康的每一天絕對不是夢。

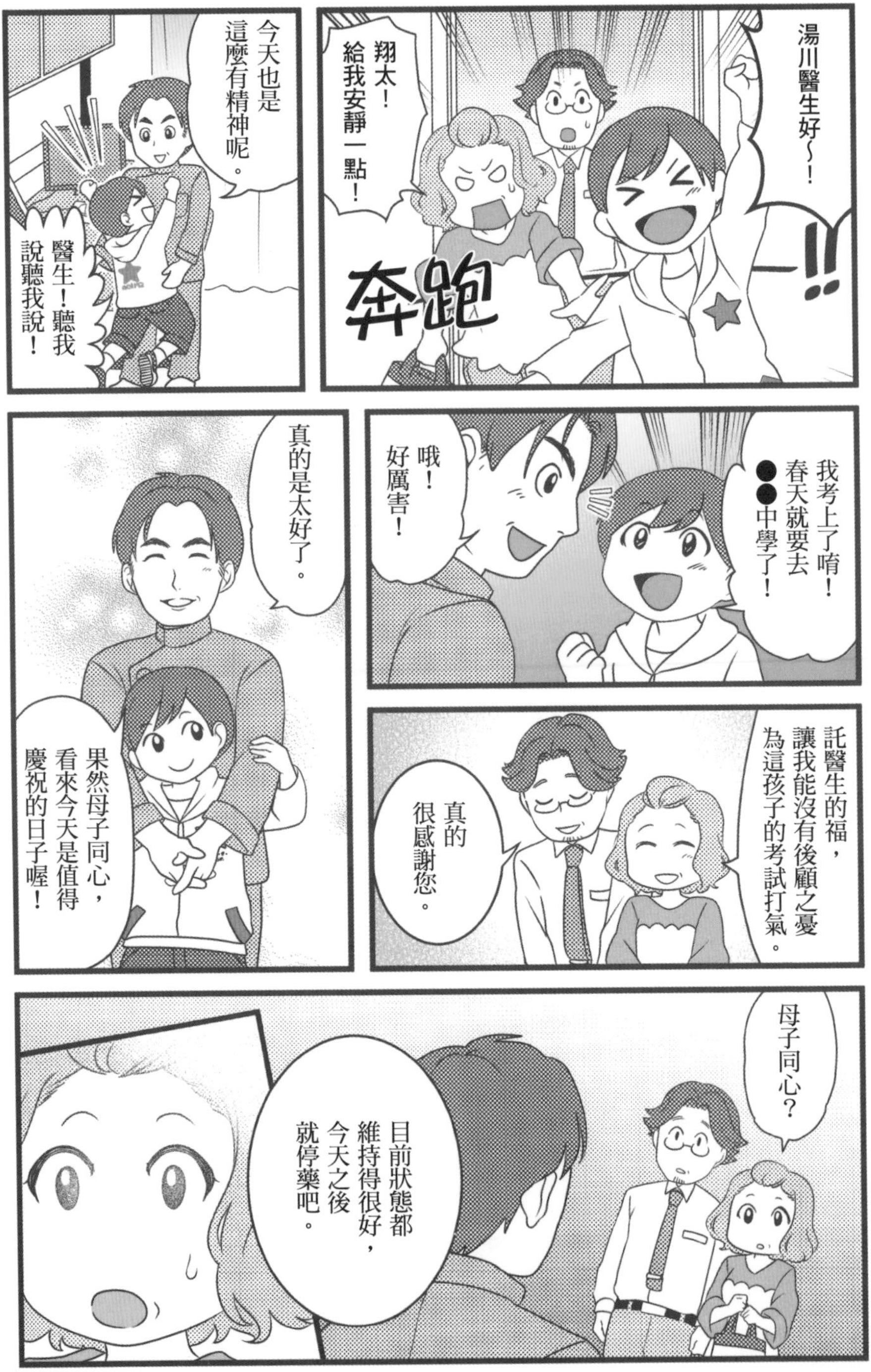
湯川醫生好～！
翔太！給我安靜一點！
奔跑
今天也是這麼有精神呢。
醫生！聽我說聽我說！
我考上了唷！春天就要去●●中學了！
哦！好厲害！
託醫生的福，讓我能沒有後顧之憂為這孩子的考試打氣。
真的很感謝您。
真的是太好了。
果然母子同心，看來今天是值得慶祝的日子喔！
母子同心？
目前狀態都維持得很好，今天之後就停藥吧。

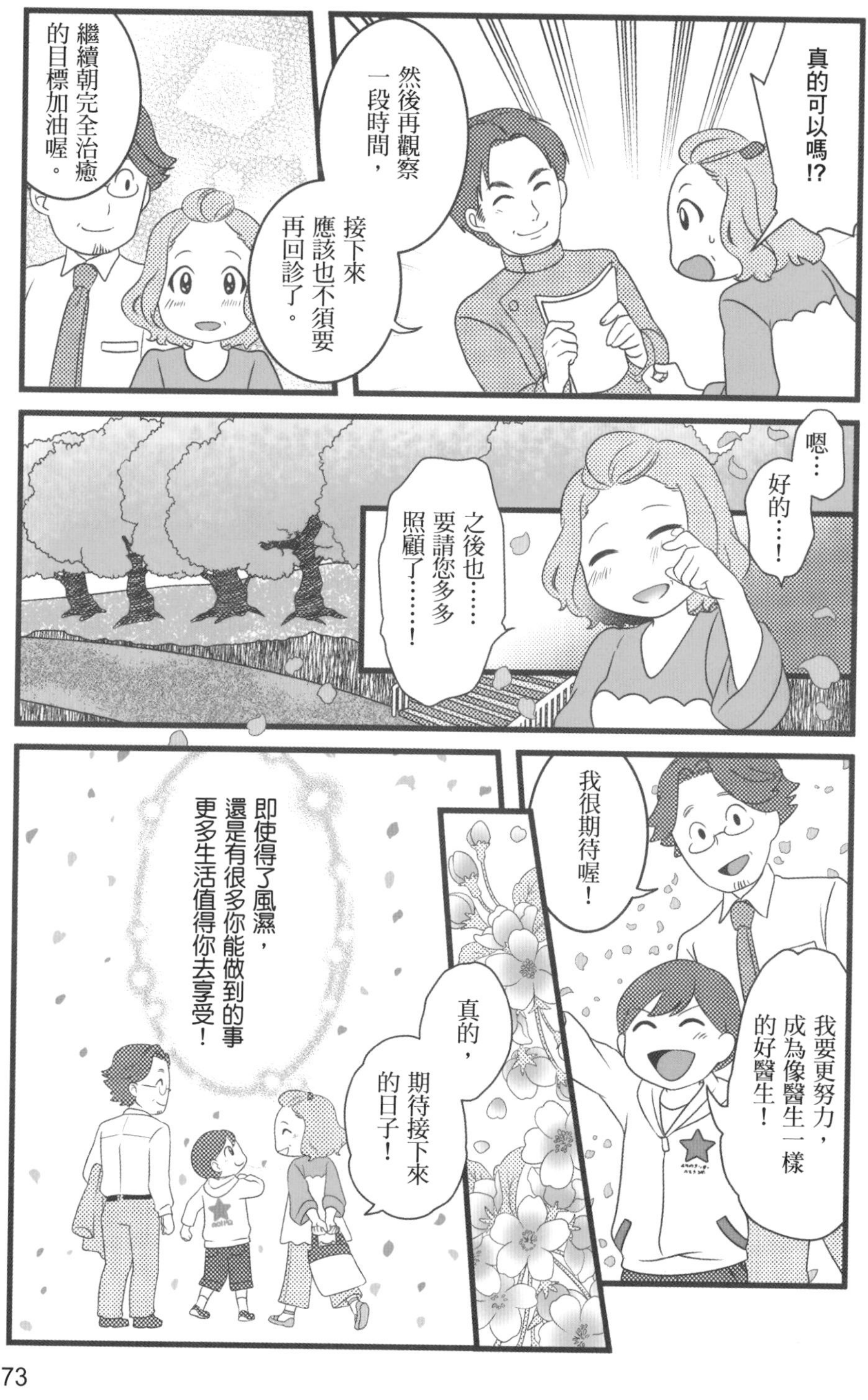
真的可以嗎!?
然後再觀察一段時間，接下來應該也不須要再回診了。
繼續朝完全治癒的目標加油喔。
嗯……好的……!
之後也……要請您多多照顧了……!
我很期待喔!
我要更努力，成為像醫生一樣的好醫生!
真的，期待接下來的日子!
即使得了風濕，還是有很多你能做到的事更多生活值得你去享受!

結語

我大學時代曾加入帆船社，熱衷於駕駛帆船的競賽。帆船這種競技，面對的是深不可測的波浪，還有眼睛看不到的風，而誰能率先成為波浪與風的夥伴，誰就是勝利者。我認為駕馭帆船的技藝當中，正藏著克服類風濕性關節炎的靈感。

類風濕性關節炎基本上來自體內免疫系統的異常。在各種各樣的因素影響下，異常的免疫反應會開始攻擊正常細胞，並且引發慢性發炎等症狀。

不過，現代醫學的確仍有許多無法解釋的現象。就像我開頭說的，所面向的是「深不可測之物」與「看不見之物」，這也正是帆船與醫學的共通之處。

與此同時，眼下仍有許多待釐清之事。活用大量「高機率」的經驗法則，和「深不可測之物」及「看不見之物」結為盟友，乘風破浪，迅捷地抵達目標。

我想只要能抓住這樣的信念，今天就是克服類風濕性關節炎的啟航點。

這本書不只是以文字說明，也透過漫畫傳達「察覺類風濕性關節炎初期症狀階段到完全治癒的過程」。

漫畫內容都是我從至今接觸過的大多數患者當中，擷取那些典型的或讓我印象深刻的案例，呈現在讀者眼前。可說是「真人真事」改編而成的作品。

所以，**四十歲世代的女主角根本裕子成功克服類風濕性關節炎的故事，絕對不只是一部漫畫，而是每一位讀者都能寫下的故事**。

保持「別焦慮，別慌張，也別放棄」的態度，我期待在你展開治療之後，也能夠堅持著繼續走下去。

歷史上最古老的類風濕性關節炎病例發生在約莫西元前四千五百年。那是考古學家從美國田納西州挖掘出的原住民遺骨，關節上類風濕性關節炎特有的骨面侵蝕明顯可見，遺骨的主人也因而被視為年代最久遠的風濕患者。

由此可知，**我們人類早在如此久遠的六千五百年前，就深受類風濕性關節炎所苦**。

說起類風濕性關節炎，**曾經是只要發病後就無法治療，而且隨著病況加劇不得不長臥病榻的「不治之症」**。

到了二十世紀，儘管多了消炎用類固醇藥物和一些抗風濕藥物，卻仍有副作用及藥效偏低的問題。

然而這些難解之題，進入二十一世紀後有了大幅翻轉。

藥效極佳、又少見副作用的新藥連番登場。在這六千五百年的歷史洪流中，人類彷佛首度跨水渡河，看見了擊退類風濕性關節炎的曙光。

六千五百年前的人們深以為苦的類風濕性關節炎，總算列名在「可治癒疾病」的藥物史冊中。

生於這個時代的我，打從心底感受到莫大的恩惠。

儘管如此，廣大的類風濕性關節炎患者依舊走在一條艱辛的道路上。

而且癥結並非僅僅來自於身體的症狀，也明顯存在著社會性問題。

根據日本《二〇一五年風濕白皮書》（日本風濕友之會針對風濕患者現況進行調

查，總計七千零四十一人作答）的調查結果指出，在「類風濕性關節炎對職場生活的影響」類別作答的患者當中，符合「因為風濕停職、退休、停止營業」者就高達百分之五十一，整整超過半數。

當然，絕對不能放任這種情況惡化下去。

對於類風濕性關節炎患者的治療，不僅僅是針對他們的症狀，更是要幫助他們擺脫社會加諸於他們身上的困境

更進一步說，讓更多的患者快速減輕症狀、讓須要照護的患者變得更少，最終達到沒有患者須要接受幫助的世界。

要讓類風濕性關節炎患者擺脫社會上的困境，光憑我們的力量是不夠的。

所幸，如今在治療用藥之外，也**迎來了診斷標準、客觀評價指標等典範轉移，一切都就了定位**。

接下來，包含我在內的許多人們會穩健進行著我們做得到的事。

讓更多人了解類風濕性關節炎，一起打造「風濕偏差值80的社會」。

如果你能改善類風濕性關節炎的症狀，達到緩解與治癒；如果這本書能夠打造出那樣一個社會，將是我無上的幸福。

湯川風濕內科診所院長　湯川宗之助

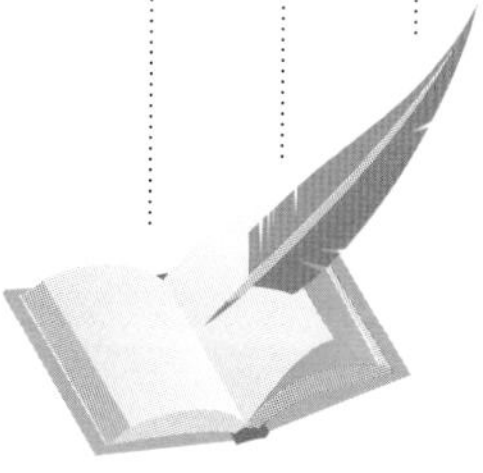

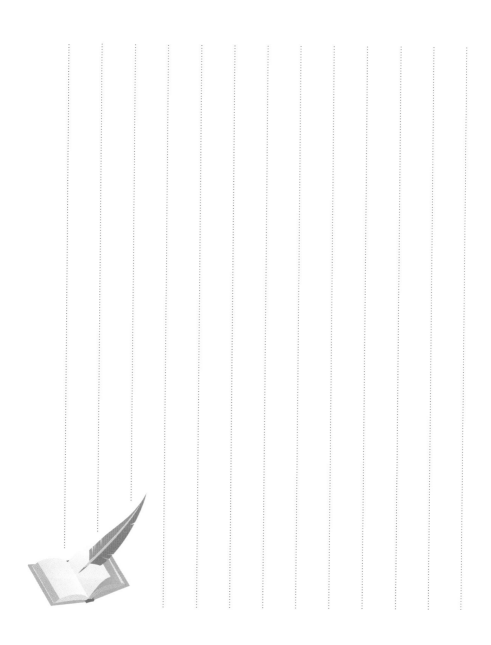

Note

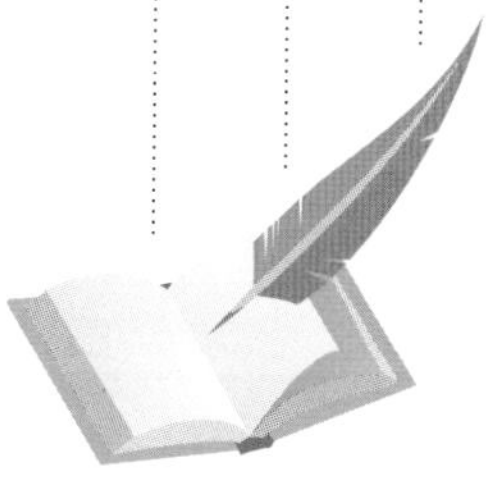

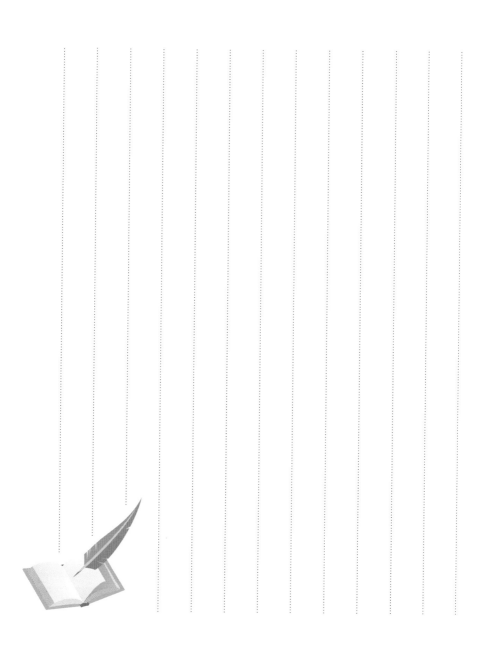

Note

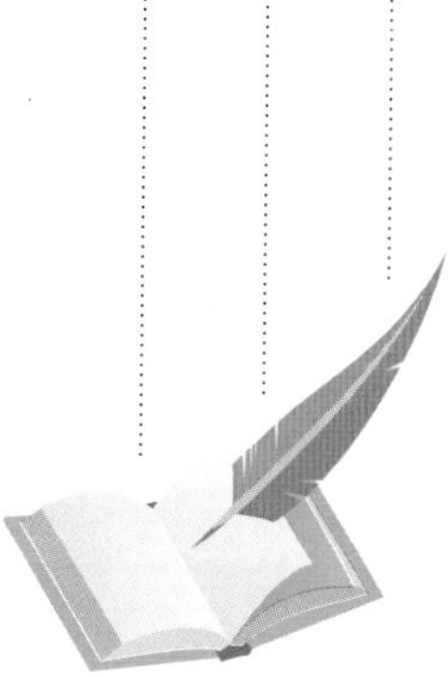

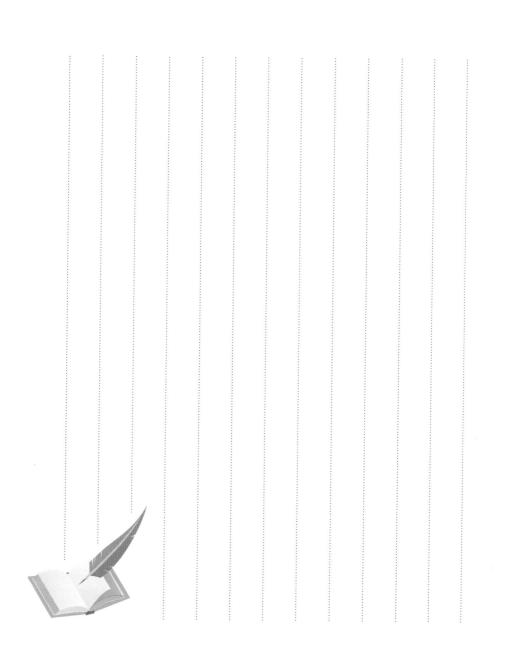

國家圖書館出版品預行編目資料

擊退風濕病：日本第一專科醫師教你特效伸展操及正確生活習慣,有效減緩疼痛/ 湯川宗之助作；周奕君譯. -- 初版. -- 新北市：世茂出版有限公司, 2022.07
面；　公分. -- (生活健康；B499)
譯自：リウマチは治せる!：日本一の専門医が教える「特効ストレッチ&最新治療」
ISBN 978-986-5408-95-4(平裝)

1.CST: 風濕病 2.CST: 運動健康 3.CST: 保健常識

416.63　　111006785

生活健康B499

擊退風濕病：日本第一專科醫師教你特效伸展操及正確生活習慣，有效減緩疼痛

作　　者／湯川宗之助
譯　　者／周奕君
主　　編／楊鈺儀
責任編輯／陳美靜
封面設計／Chun-Rou Wang
出 版 者／世茂出版有限公司
地　　址／(231)新北市新店區民生路19號5樓
電　　話／(02)2218-3277
傳　　真／(02)2218-3239（訂書專線）
劃撥帳號／19911841
戶　　名／世茂出版有限公司
單次郵購總金額未滿500元（含），請加80元掛號費
世茂網站／www.coolbooks.com.tw
排版製版／辰皓國際出版製作有限公司
印　　刷／傳興彩色印刷有限公司
初版一刷／2022年7月

ＩＳＢＮ／978-986-5408-95-4
定　　價／320元